知的生きかた文庫

# 食べれば食べるほど若くなる法

菊池真由子



三笠書房

はじめに

# 1万人を救った！管理栄養士が推奨する「きちんと食べて、若返る」法

食べれば食べるほど若くなる——。

こんな突拍子もないタイトルを見て、半信半疑の人もいるかもしれません。

ダイエットにせよ、アンチエイジングにせよ、一般的には「カロリーは控えよう」「糖質は抑えよう」と食事制限を推奨するのが普通。「食べるほどやせる」「食べるほど若くなる」などと、声高に謳《うた》うほうが異質かもしれません。しかし——。

じつは、突拍子もないこの本のタイトルこそが**「若さの秘訣そのもの」**だと言ったら、驚きますか。

「そんな夢のような方法があれば、ぜひ、試してみたい」と思いませんか。

私は、管理栄養士として30年間、「やせたい」「若くなりたい」と願う1万人以上

の人を食事面からサポートしてきました。その活動の集大成として執筆したのが、前作『**食べても食べても太らない法**』です。

「やせたいから、ガマンする」ではなく「やせたいからこそ、きちんと食べる」――。こうした、既存のダイエット法とは一線を画する内容が大きな反響を呼び、じつに**10万人近い読者の方から、賛同のご意見**を頂戴したのです。

有り難いことに、「ぜひ、若返り編も読みたい」という数多くのリクエストをいただきました。本書は、そうしたみなさんの後押しを受けて実現した企画です。

管理栄養士としての経験から断言できることがあります。それは、「きちんと食べる人ほど、やせる」「きちんと食べる人ほど、若くなる」ということ。

もちろん、闇雲に食べればいいのではなく、食べ方にもコツがあります。**「何を、どう食べれば若くなるか」**、それをきちんと知っておくことが重要なのです。

食べ物の栄養素に秘められたパワーは、私たちの想像をはるかに超えた強力なもの。「肌をきれいにする」「シミ・シワを消す」「たるみを引き締める」「脂肪を燃やす」「髪を若返らせる」……。こうした驚くべき効能が秘められているのです。

肝心なのは、「若さをつくる栄養素」が豊富な食材をきちんと選んで、食べること。本書では、その食べ方のコツをわかりやすく紹介していきます。

たとえば、「1日5個のミニトマトで、肌がみるみる若返る」「アサリ＋トマトのスープは最強のシミ消しスープ」「かつおのたたきは、小顔をつくる理想の美顔食」「きのこは、食べれば食べるほど腹が凹む」「牡蠣の若返りパワーで、髪サラサラ」といったように、すぐに実践できて、すぐに効果が得られる食べ方を厳選。

ほかにも、「若返りランチ」はシーフードスパゲティ。「若返りスイーツ」はアーモンドチョコ。「若返りお肉」は牛ロース……といった具合に、外食の際に知っておくと便利な「若返り食」もご提案していきます。

**食べ方を変えるだけで、肌、髪、体がよみがえる**なんて、ワクワクしますよね。

食べ物の効能は、私たちを裏切りません。**何歳から始めても、必ず効果が出ます。**

ぜひ、おいしく食べて、理想の自分を手に入れてください。

管理栄養士　**菊池真由子**

目次

## 2章

## 食べれば食べるほど、なぜスリムになる!?

## 3章

# 「シミ・シワ・たるみ」が消える簡単！ 食事術

## 4章 おいしく食べて「肌と顔のトラブル」解消！

5章

## 髪・見た目——「若さ」がよみがえる食の習慣

本文DTP　宇那木孝俊

1章

# 食べ方を
# 変えるだけで
# 「体」「肌」が若返る！

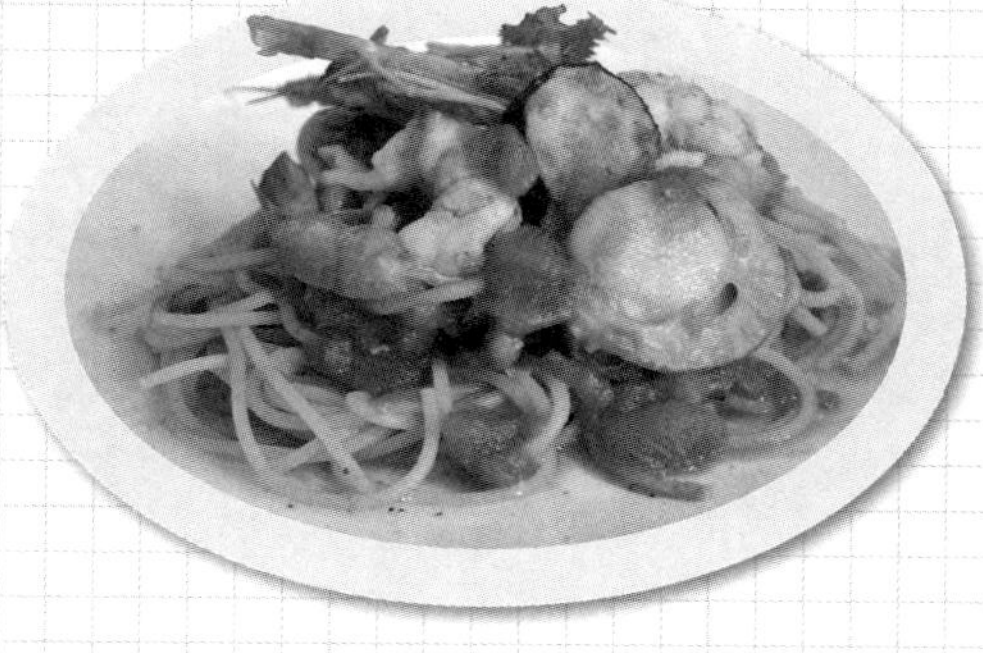

# 1 「1日1個の納豆」で、見た目が10歳若返る！

いつまでも若々しくいたい――それなら、毎日、納豆を食べることです。

これで、あなたの**見た目年齢は、10歳若返る**はずです。

「老化なんてまだ先のこと」などと悠長に構えている人、油断をしてはいけません。

じつは、見た目を左右する**肌の老化は、25歳頃から始まる**からです。

25歳をすぎても、何の手立てを講じていない人は、年を重ねていくごとに、どんどん肌が老け込んでいく自分を想像してみてください。恐ろしいですよね。

でも、毎日、納豆を食べれば、そんな心配はご無用です。

納豆は、この肌の老化に対抗できる強力なパワーを秘めた食材だからです。

納豆には、独自の若返り効果を備えた成分「ポリアミン」が豊富に含まれています。ポリアミンとは、細胞の若返りに必要不可欠な成分です。

ポリアミンを多く含む食品を食べると、「**見た目の若返り**」と「**長寿**」に効果があることが明らかになりました（自治医科大学附属さいたま医療センター早田邦康教授の研究）。

ほかにも、ポリアミンを多く含む食品を食べると、「免疫細胞が若返る」「動脈硬化を起こす物質を抑える」「ダイエット効果がある」ことがわかったのです。

ポリアミンを含む食品は、納豆以外にもあるのですが、**ヒトの血中ポリアミン濃度が高くなるのは、納豆だけ**。だから、納豆を食べると、肌が若返り、ひいては、全身がぐっと若返るわけです。

納豆は、ポリアミン以外にも若返り効果抜群の栄養素が豊富です。その代表が、脂肪の燃焼を促すビタミン$B_2$です。

ビタミン$B_2$を多く含む食品はほかにもあります。レバー類やウナギの蒲焼き、ぶり、牛乳、ヨーグルトなどです。ただ、これらの食品には、脂肪やコレステロールも含まれているため、食べる量に注意が必要です。

その点、納豆は植物性食品のため、脂肪やコレステロールを気にすることなく食べることができるのです。

納豆はしっかりかき混ぜると、おいしさがグンとアップします。納豆の糸引きがひとかたまりにまとまり、全体が白っぽくなるまで混ぜるとおいしくなります。

納豆の1日の目安量は、2分の1～1パックで十分。納豆の種類は何でも構いません。

**納豆を食べるタイミングは、夕食がベスト**。なぜなら、夕食は1日の終わりの食事だからです。夕食のあとは寝るだけなので、カロリーや脂肪が少ないほうが太りません。

夕食でビタミン$B_2$を多く取り入れることで、その日の食事で食べた脂肪を分解させることができます。つまり、**やせやすい体に若返る**のです。

また、納豆特有の粘り成分であるナットウキナーゼが血栓を溶かし、脳梗塞や心筋梗塞を防ぐ効果もあります。

血栓の病気の症状が発生しやすいのは夜間から明け方の就寝中。納豆に含まれる

# 納豆を食べる人ほど「若く」見える！

## 納豆の若返り成分

ポリアミン
見た目が若返る！
やせる！
ビタミンB2
脂肪を燃やす！
夕食に食べるのが
ベスト！

納豆

### ▶ 一緒に食べると若返り力が高まる食べ物 ◀

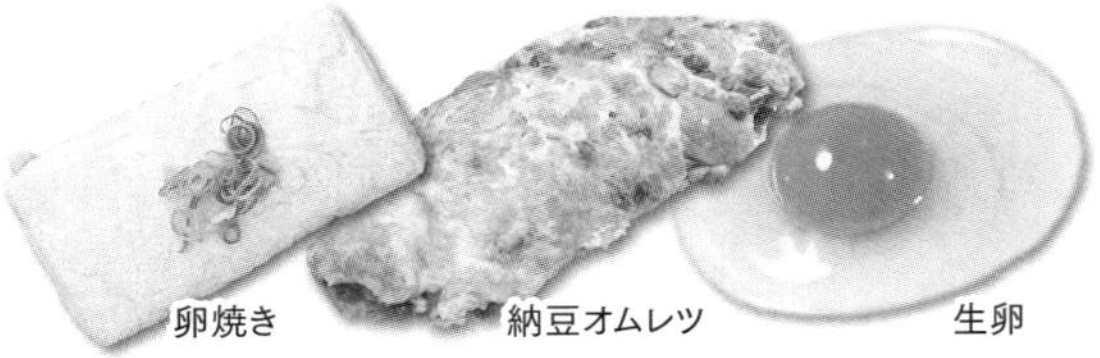
卵焼き
納豆オムレツ
生卵

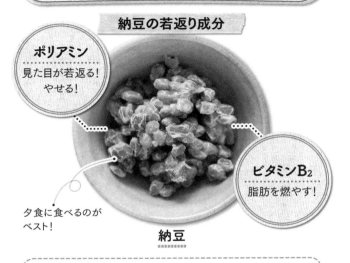

卵には、肌の若返り成分をつくる細胞を増やす亜鉛が豊富。
ビタミン$B_2$も多いため、納豆との相乗効果が！

ナットウキナーゼの効果は8～12時間持続するとされています。

ですから夕食に納豆を食べておくと、朝まで血栓を溶かす効果が期待できるのです。特に、心筋梗塞は月曜の朝に最も起きやすいとされています。血栓の病気が気になる人は、日曜日の夕食には必ず食べておきたいですね。

納豆を食べる期間は、まず8週間を目標に続けてみてください。大きな効果が表れます。

若返り効果を高める食べ方のコツは、**納豆と一緒に卵を食べる**こと。

卵には、肌の若返り成分をつくる細胞を増やす亜鉛が豊富です。また、脂肪燃焼効果のあるビタミン$B_2$も多く含まれ、納豆との相乗効果が期待できるのです。

たとえば、ご飯のおかずとして納豆と卵焼き、納豆を卵で包んで焼いた「納豆オムレツ」などがおすすめです。卵は1週間に6個程度が目安です。

納豆に生卵（全卵）を混ぜる場合はつくり置きができないので、その日のうちに食べましょう。納豆全体の量が多くなるので、ご飯の食べすぎには要注意。ご飯は丼でなく、必ずお茶碗で食べましょう（お茶碗のご飯量150グラム）。

## 2 「牛ロース」は、肌の若さとハリをつくる!

牛肉を食べれば食べるほど若くなる——本当です。ぜひ実践してみてください。

これだけで、あなたの肌は若くてハリのある肌になります。

40歳からは、**「若い人」と「老けている人」の差は、牛肉をしっかり食べているかどうかで決まってしまう**。それくらい、牛肉は重要な食材なのです。


食べれば食べるほど若くなる。そんな夢のような食材が牛肉ですが、いったい牛肉の何がそれほど若返りに効果的なのでしょうか?

それは、動物性タンパク質に含まれるアミノ酸が豊富だからです。若くてハリのある肌は、アミノ酸でつくられるのです。

動物性タンパク質の中でも、鶏肉や豚肉ではなく、牛肉がおすすめなのは、私たちが不足しがちな鉄と亜鉛が豊富だからです。

鉄と亜鉛は、不足すると肌の若さに必要なうるおい成分がつくれなくなるのです。特に、牛肉には吸収効率のよいヘム鉄が多く含まれています。

もちろん、牛肉には肌のツヤをつくる脂肪も含まれています。**脂肪を毛嫌いする人は多いですが、若返りには重要な栄養素**です。

脂肪の中にはコレステロールがあります。意外なことに、コレステロールは肌のうるおいを守る役目を果たすのです。

牛肉を食べる量は、1回に150~200グラム、週に2回が目安。

ただし、**絶対に「ロース」を選ぶ**ことです。ロースなら必要なアミノ酸、鉄、亜鉛を確保しつつ、余分な脂肪やコレステロールをとらずにすみます。焼き肉店などで食べる場合はカルビをやめて必ずロース、2皿ぐらいは食べましょう。食べ方は、塩味がおすすめです（1皿80~100グラム）。

家庭なら網やフライパンで、塩もしくはしょうゆをかけてさっと焼きましょう。

# 若返りのお肉「牛ロース」を食べよう！

## 牛肉の若返り成分

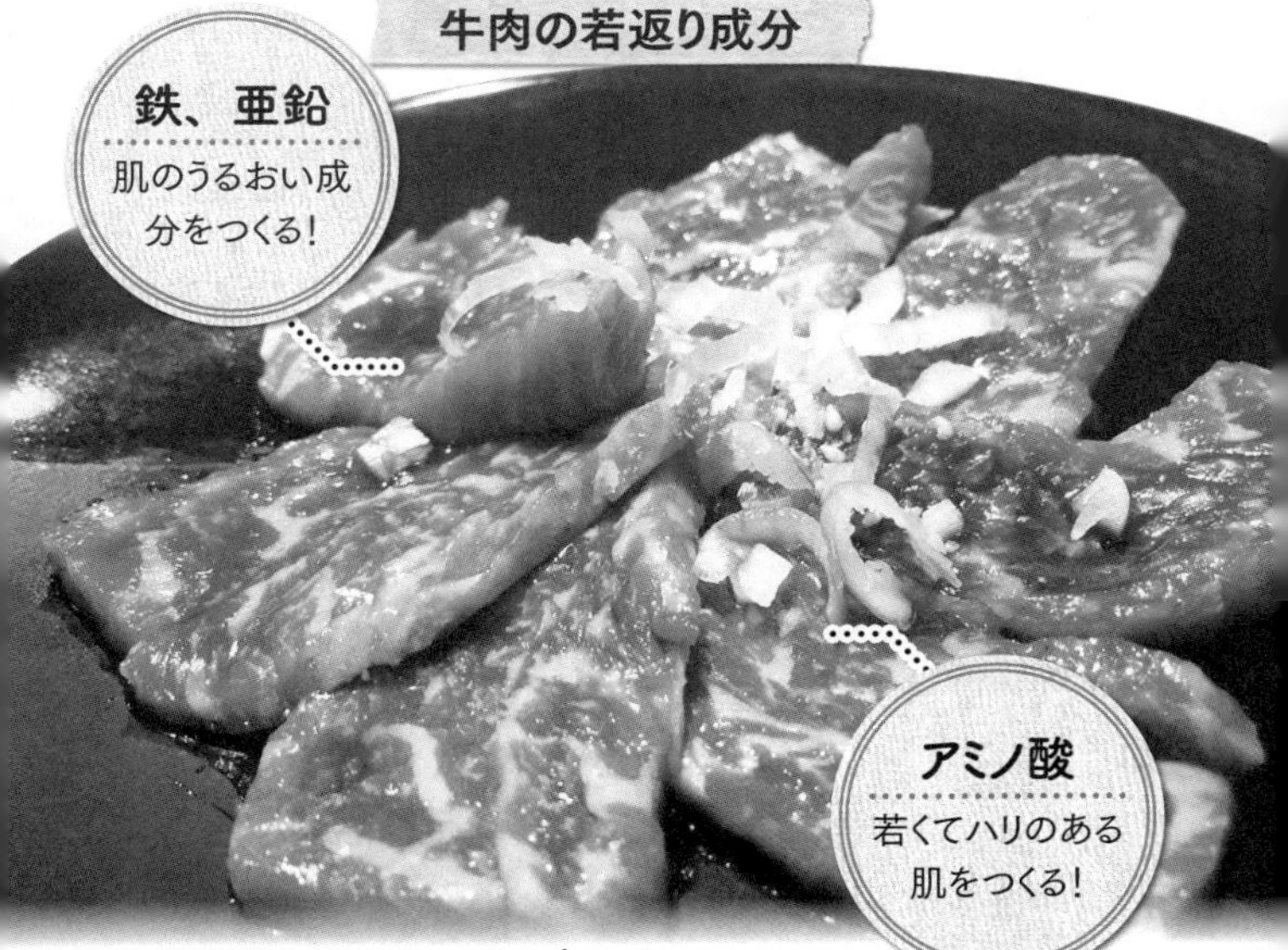
鉄、亜鉛
肌のうるおい成分をつくる！
アミノ酸
若くてハリのある肌をつくる！

牛ロース

## おすすめの食べ方

- 1回に150～200グラム。（1皿80～100グラム）。
- 味は、塩味。
- しゃぶしゃぶにすると、ダイエット効果アップ！

焼肉のタレ類は余計なカロリーの原因になるのでシンプルな味つけがよいです。

ほかにおすすめのメニューが**しゃぶしゃぶ**です。しゃぶしゃぶ鍋でも冷しゃぶサラダにしても構いません。タレはポン酢、冷しゃぶサラダならドレッシングを選びましょう。

ごまドレッシング、ごまダレは余計な脂肪が入っていますので要注意。フレンチ、イタリアン、シーザーサラダが塩分も少なくておすすめです。

「焼肉やしゃぶしゃぶ鍋を食べるなら、やはりお酒も」という人は多いでしょう。さて、牛肉を購入するときに「ロース」がなければ、肩ロース、リブロースを選びましょう。ロースは、焼肉用にスライスしてあるものや、しゃぶしゃぶ用などの薄切り肉で十分です。ステーキ用の肉はサーロインが多いので必ずロースであるか確認しましょう。

上についている**脂身は、食べるときに残す**と余分な脂肪がカットできます。焼く前に切り落としてしまうと焼き縮みが激しく、うま味が逃げてしまいます。食べるときに残すのがおいしく食べるコツです。

牛肉を選ぶ際のコツは、「**輸入牛**」や「**交雑種**」「**価格が安め**」のものを選ぶこと。脂肪とコレステロールの量が、若さを保つのに必要な適量だからです。

「上」「特選」「和牛」などの肉は脂肪とコレステロールが多すぎなのです。

牛肉を食べるタイミングは、夕食がおすすめ。本来、夕食は軽めにするのが理想的ですが、余分な脂肪やコレステロールを抑えたロースなら夕食でも安心です。

私たちは夕食にご馳走を食べ、飲酒をする習慣があります。夕食がやや多めぐらいのリズムを乱さないほうが、食事をおいしくいただけます。

せっかくお肉を食べるのですから、楽しみましょう。1週間の合計が400グラム（4～5皿）におさまるぐらいなら、問題はありません。

牛肉の若返り効果は食べ続けると何歳になってもずっと続きます。これからは肉を選ぶときに、牛肉を多めにとるようにしてみてください。

## 3 卵には「若返りに必要なすべての栄養素」が揃っている

実年齢を若く見せる秘訣——それは、1日約1個卵を食べることです。

これだけで、衰えてきた肌が一気に若返ります。**卵は衰えた肌を若返らせるために最も有効な食材**なのです。

30歳をすぎると、うるおい成分が減るため、肌が乾燥したり、シワ、たるみができたりと、何かと肌トラブルが起こりやすくなります。

また、基礎代謝と新陳代謝の両方が低下するため、20代の頃と比べると、格段に太りやすくなります。

そうした肌の衰えを抑え、体を若返らせてくれるすごい食材が卵なのです。

若返りをするうえで、必須の栄養素があります。それは、良質なタンパク質、へム鉄、亜鉛、ビタミンB群です。

じつは、これら**若返りに必須のすべての栄養素が揃っているのは、世界中の食材を探しても卵だけ**なのです。

卵が、体を若返らせるすごい食材だということがおわかりいただけましたか？

卵が優秀な理由は、主に2つあります。

1つは良質なタンパク質と吸収効率のよいヘム鉄、亜鉛が豊富なこと。タンパク質とヘム鉄、亜鉛はうるおい成分の合成に欠かせません。

もう1つは、さらに重要なのですが、ビタミンB群が多いこと。ビタミンB群が豊富だと新陳代謝が活発になります。新陳代謝が活発になるとダイエット効果が高まります。

逆に、ビタミンB群が不足すると老化が進み、疲れやすくなったり、めまいや頭痛の原因にもなるのです。

卵はコレステロールの多い食品ですが、このコレステロールは肌のうるおいをキープするうえで重要な役割を果たします。

とはいえ、卵を毎日食べるのは食べすぎです。

**卵は1週間に7個ではなく、6個ぐらいが若返りに最適な量**です。

卵の食べ方は、卵焼きや目玉焼きといったシンプルな料理がおすすめです。なぜなら、卵の食べすぎを防げるからです。

卵を使った料理には、オムライスやチーズオムレツなどがあります。

たとえば、オムライスの場合、ケチャップやご飯、チーズオムレツの場合、チーズといったように、卵以外の食材や調味料から余分なカロリーを取ってしまうことになります。

卵焼きや目玉焼きのようにシンプルな料理であれば、余分なカロリー摂取を防ぐことができるのです。

食べるタイミングは夕食がおすすめです。なぜなら、うるおい成分が合成されるのは、就寝中だからです。卵の栄養が、うるおい成分の合成を助けるわけです。

4

# 「若返りランチ」第1位は、シーフードスパゲティ

ランチにおすすめの若返り料理があります——それは「スパゲティ」です。

意外なことに**スパゲティには、若返りとダイエット効果がある栄養成分がたっぷり含まれている**からです。

いつも、ランチで何を食べるか迷っている人にとっては、朗報ですよね。

毎日、ランチを食べるのですから、おいしくて、若返り効果抜群の料理をいただきましょう。そして、オジサン・オバサン体型を克服し、見た目を一気に若返らせようではありませんか。

糖質制限ダイエットの影響からか、「スパゲティを食べると太る」と思っている人が非常に多い印象を受けます。

結論から言うと、**スパゲティを食べても太りません**。なぜなら、スパゲティには、食物繊維が豊富だからです。

食物繊維には水に溶けない不溶性食物繊維と水に溶ける水溶性食物繊維があります。**スパゲティは、不溶性と水溶性の両方を豊富に含んでいる**のです。

不溶性食物繊維は腸の動きをよくして便通を促します。ポッコリ出た下腹をスッキリさせてくれるのです。

しかも、腸内の有用菌を増やして腸内環境を改善します。腸内環境がよくなれば、ダイエット効果を持つビタミン類が腸内で合成されやすくなります。

水溶性食物繊維は余分なコレステロールを外に出します。またコレステロールの吸収を抑えることによって、動脈硬化を予防してくれるのです。血糖値の上昇をゆるやかにする働きがあるために糖尿病予防にも役立ちます。

つまり、スパゲティを食べると、**メタボを防ぎ若返る**ことができるのです。

それでも、スパゲティに含まれる糖質が気になる人はいるかもしれませんね。

しかし、糖尿病患者を対象としていながらも、糖質制限ダイエットを半年以上続けると、効果はかなり薄れるという研究があります。さらに1年間の研究になると、効果はまったく認められなくなっています。

これは、糖質制限ダイエットに問題があるのではなく、「半年以上糖質制限ダイエットを続けるのは難しい」と考えることができます。

ですから、あまり糖質に神経質にならなくてもよいのではないでしょうか。むしろ、糖質の「質」に注意して、**「太りにくい糖質」を選ぶようにするほうが賢明**です。スパゲティは食物繊維が多いよさがあり「太りにくい糖質」と言えます。

スパゲティにはいろいろなパスタソースがあります。このパスタソースの選び方が、若返るかどうかの分かれ道です。

**おすすめ第1位は、シーフードスパゲティ**。シーフードは低脂肪のタンパク質源で、体の代謝を上げて体を若くしてくれます。一番よいのは**エビやイカ、貝類などが入った具だくさんのもの**。ただ、コーヒーショップのランチやコンビニ商品、ファミリーレストランのメニューではなかなか難しいですね。その場合は、「エビだけ入っている」というものでも構いません。

**第2位は、きのこスパゲティ**。きのこは低カロリーなうえに食物繊維が豊富。ダイエット効果がバッチリです。さらに、きのこはベータグルカンが多くて免疫力アップにも役立ちます。

**第3位は、ボンゴレスパゲティ**。アサリは殻つきでなくて構いません。アサリは低脂肪のタンパク質と若返りに欠かせない亜鉛と鉄が豊富です。

スパゲティの**若返り効果をさらにアップさせるコツ**があります。

それは、サラダとドリンクを追加することです。これだけで、野菜からのビタミン・ミネラル類が補給できます。

ドリンクはペットボトル1本（500ミリリットル）、もしくはドリンクバーなら2杯程度飲みましょう。コンビニコーヒーならLサイズ（約250ミリリットル）を1杯と、お茶類を追加しましょう。

**ドリンクの種類は無糖のもの**を選びましょう。缶コーヒーやジュース類は太るた

## 「若返りパスタ」ベスト3を発表!

### 1位 シーフードスパゲティ

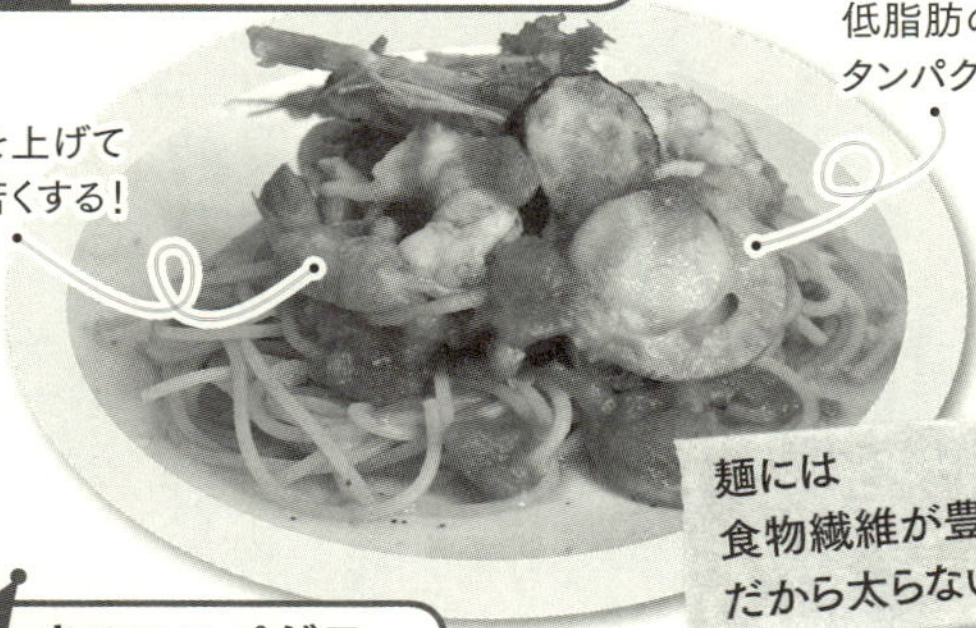
シーフードは
低脂肪の
タンパク質源
代謝を上げて
体を若くする!
麺には
食物繊維が豊富
だから太らない!

### 2位 きのこスパゲティ

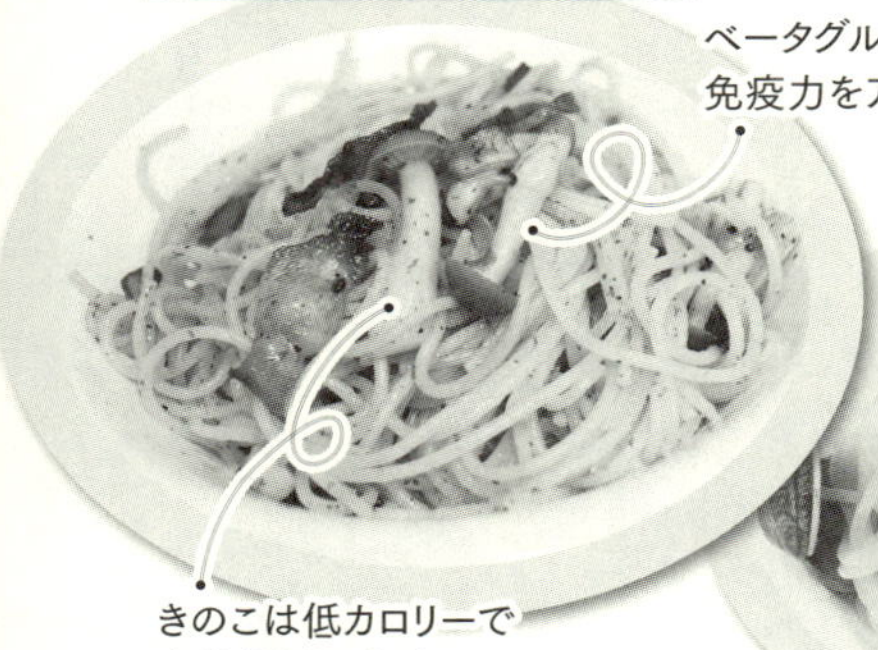
ベータグルカンが
免疫力をアップ
きのこは低カロリーで
食物繊維も豊富

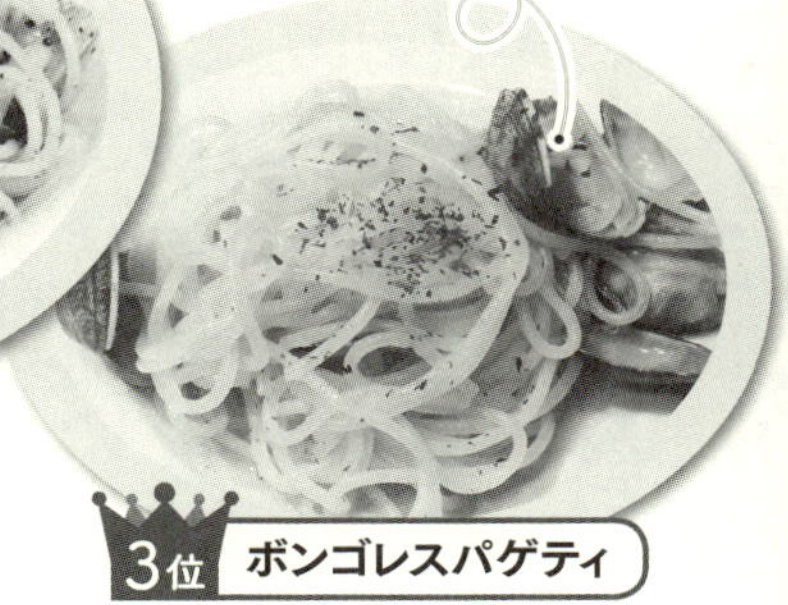
亜鉛と鉄が
豊富

### 3位 ボンゴレスパゲティ

めＮＧです。たっぷりと水分をとることで、胃が膨らんで満腹感が生まれやすくなります。しかも水分が胃に入ることで、食欲増進効果のあるホルモンの分泌が抑えられるのです。

「スパゲティ＋野菜サラダ＋ドリンク５００ミリリットル」が若返りの決め手です。

【出典】

Snorgaard O, et al. Systematic review and meta-analysis of dietary carbohydrate restriction in patients with type 2 diabetes.BMJ Open Diabetes Res Care 2017;5:e000354

# 5 「食べて飲んで、若くなる！」居酒屋メニュー

居酒屋で絶対に食べたい若返りメニュー——それは「ホッケ焼き」です。

なぜなら、ホッケは、**ダイエットと若返り効果のあるビタミンを併せ持つ**からです。


「居酒屋に行くと太る」と思い込んでいませんか？

これはまったくの誤解です。

メニューの選び方次第で、**居酒屋で食べても飲んでも若返る**ことができるのです。

居酒屋のメニューの中でも、**イチオシの若返りメニュー**がホッケ焼き。お酒のおつまみとしても大人気のメニューですよね。

ホッケ焼きは、お酒から肝臓を守り、脂肪を分解するダイエット効果と、若返り

効果を持つ貴重なメニューです。

居酒屋のメニューとは、一言でいえば、お酒に合うメニューのこと。お酒に合うメニューの特徴は、「油の味がするもの」と「味が濃いもの」の2つです。

油の味の代表格は、フライドポテトや乳脂肪がたっぷりのピザ。味が濃いものは、塩味が強い漬け物、キムチ、フライやカツにつけるタレです。油の味がするおつまみは太る原因に、味が濃いものは塩分が多くて血圧を上げます。しかも味の濃い料理は、使っている食材の影響でコレステロールが上がりやすいなど、どちらもメタボになる要素が満載。

ところがホッケ焼きは、魚なのでタンパク質が豊富。アルコールを分解する肝臓はタンパク質を必要とするため、ホッケ焼きは飲み会にはぴったりのメニューなのです。

さらに、タンパク質はエネルギー代謝を上げる効果があるので、ダイエット効果が抜群。

# 居酒屋でイチオシは「ホッケ焼き」！

## ホッケ焼きの若返り成分

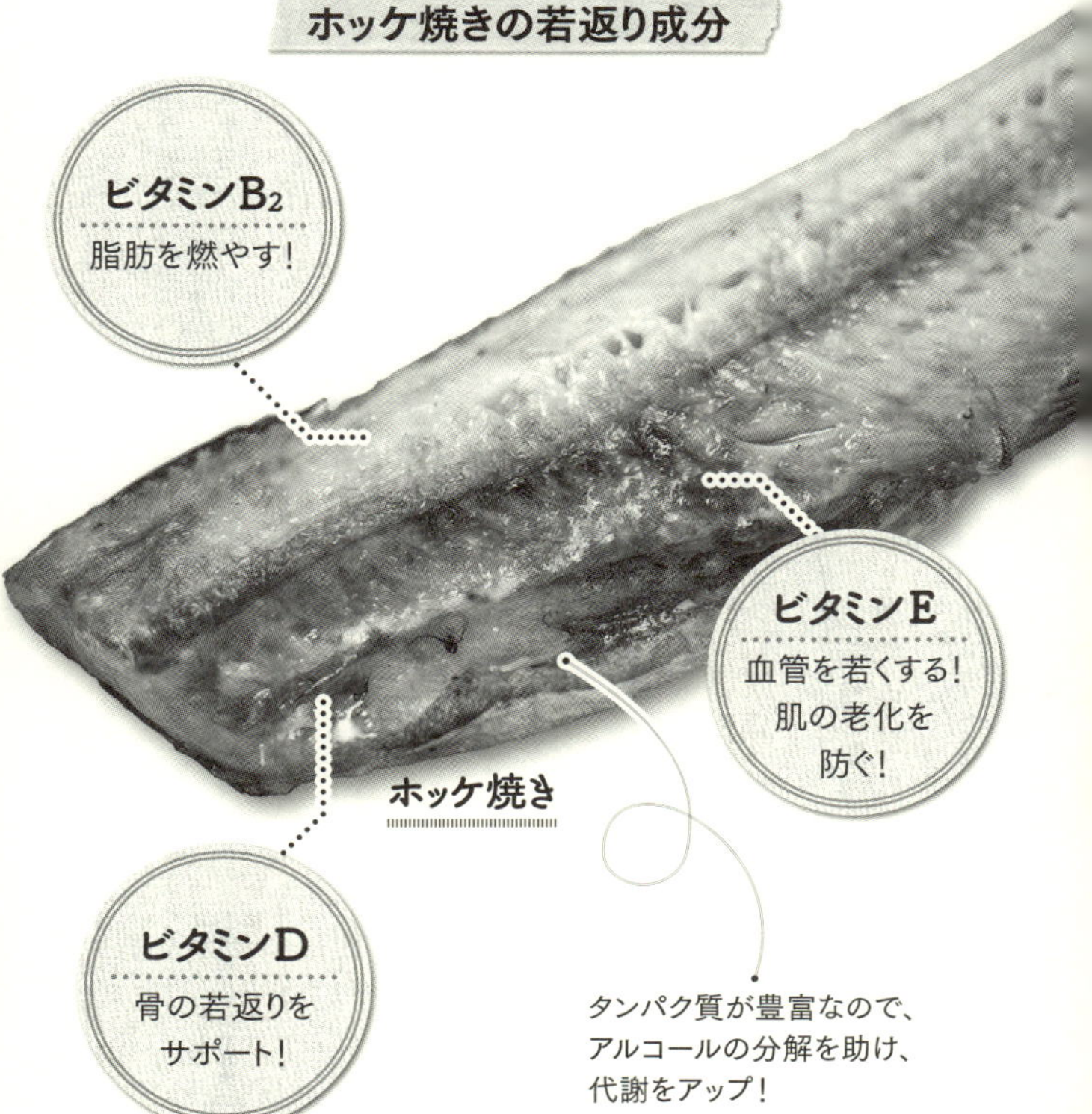
ビタミン$B_2$
脂肪を燃やす！
ビタミンE
血管を若くする！肌の老化を防ぐ！
ホッケ焼き
ビタミンD
骨の若返りをサポート！
タンパク質が豊富なので、アルコールの分解を助け、代謝をアップ！

しかも、ホッケ焼きは脂肪を分解させるビタミン$B_2$が豊富。**ほかのおつまみで摂取した脂肪を燃焼するダイエット効果**があります。

これに加えてホッケ焼きにはビタミンEが豊富。ビタミンEは別名「**若返りのビタミン**」と呼ばれています。

ビタミンEは**血管の若返り**に効果があります。

肉の食べすぎで起きる脳梗塞や動脈硬化を防いでくれるのです。同時に毛細血管の血行までよくします。全身のすみずみまで血液が行き渡ると、冷え性、頭痛、肩こりなどが軽くなってくるのです。

しかも老化を促す活性酸素に対抗して**肌の老化を防いで、シミやシワができないようにします**。

ビタミンDも豊富です。

ホッケは開きになるとカルシウムが増えます。ビタミンDはカルシウムの吸収を助けるので骨の若返りに貢献してくれます。

さらに、ホッケ焼きは一匹まるごと、あるいは開きになっていても、骨ごと出てくる特徴があります。つまり、いちいち骨から身をほぐして食べなければなりません。ここがポイントです。

食べるまでに手間がかかると、自然に食事にかかる時間が長くなります。すると、いつもよりおつまみの量が少なくても、脳の満腹中枢が刺激されるため、食事に満足できるようになるのです。

40歳をすぎたら、意識的に**魚を食べる量を増やす**といいと思います。魚には中性脂肪を減らし、血圧を下げる効果があります。

その意味からも、ホッケ焼きは居酒屋で気軽に食べることができるおすすめの一品です。

ホッケ焼き以外におすすめなのは、かつおのたたきや刺身の盛り合わせです。刺身の盛り合わせには、アジやイワシが入っています。いずれも、若返りに必要な栄養素が豊富なため、おすすめです。

6

# 若返りスイーツ・ナンバー1は「アーモンドチョコ」

食べれば食べるほど若返るお菓子——それが「アーモンドチョコ」です。チョコレートを食べて若返るなんて、信じられないかもしれません。でも、本当にそうなのです。というのも、アーモンドチョコは「**しっかり食べてもダイエット効果がある**」すごいお菓子だからです。

突然ですが、あなたに質問があります。

「スイーツを食べることに罪悪感を抱いていませんか?」

なぜ、突然、そんなことをお尋ねしたかというと、男女問わず、スイーツを食べることに罪悪感を抱く人があまりにも多いからです。

もちろん、食べすぎはいけませんが、適量ならスイーツを食べてもまったく問題ありません。むしろ、我慢をするほうがストレスをためることにつながるので、よくないくらいです。

ただ、せっかくスイーツを食べるなら、私は若返りに効果的なアーモンドチョコを断然おすすめします。

アーモンドは、食事でとった**糖質や脂肪を燃やして分解する働きを持っている**からです。アーモンドにはビタミン$B_2$が豊富。このビタミン$B_2$が糖質、特に脂肪を燃焼させる効果を持っているのです。

アーモンドにはマグネシウムも豊富。マグネシウムはカルシウムとバランスをとって**イライラを落ち着かせる効果**があります。ストレスがたまってどか食いするのを防いでくれるのです。

このほか、マグネシウムはビタミンB群と協力して糖質、脂質、タンパク質の代謝に関わって、新陳代謝を活発にさせます。新陳代謝が活発になると全身が若返るのです。

チョコレートは太る代名詞のように考えられていますが、それはあくまで「食べすぎた場合」。

そもそもチョコレートの甘い味は**脳に幸福感を与える「心がホッとする味」**です。息抜きのない生活なんて、それこそ老け込んでしまう原因になります。

また、チョコレートに含まれるテオブロミンには、自律神経を調節して**リラックスさせる効果**があります。

ですから、ダイエット効果のあるアーモンドにチョコレートをコーティングしたアーモンドチョコは若返りにピッタリなお菓子なのです。

アーモンドは固くて噛みごたえがあります。一粒の大きさもそれなりにあるので、ポリポリ噛んで食べると、たくさん食べなくても満足感が得やすくなります。

そして口の中にチョコレートの甘い味と香りが広がるので、脳もリラックスします。脳がリラックスすると、むやみにスイーツが食べたいという**ムダな食欲が抑えられます**。

# 「アーモンドチョコ」はこんなにすごい！

## アーモンドチョコの若返り成分

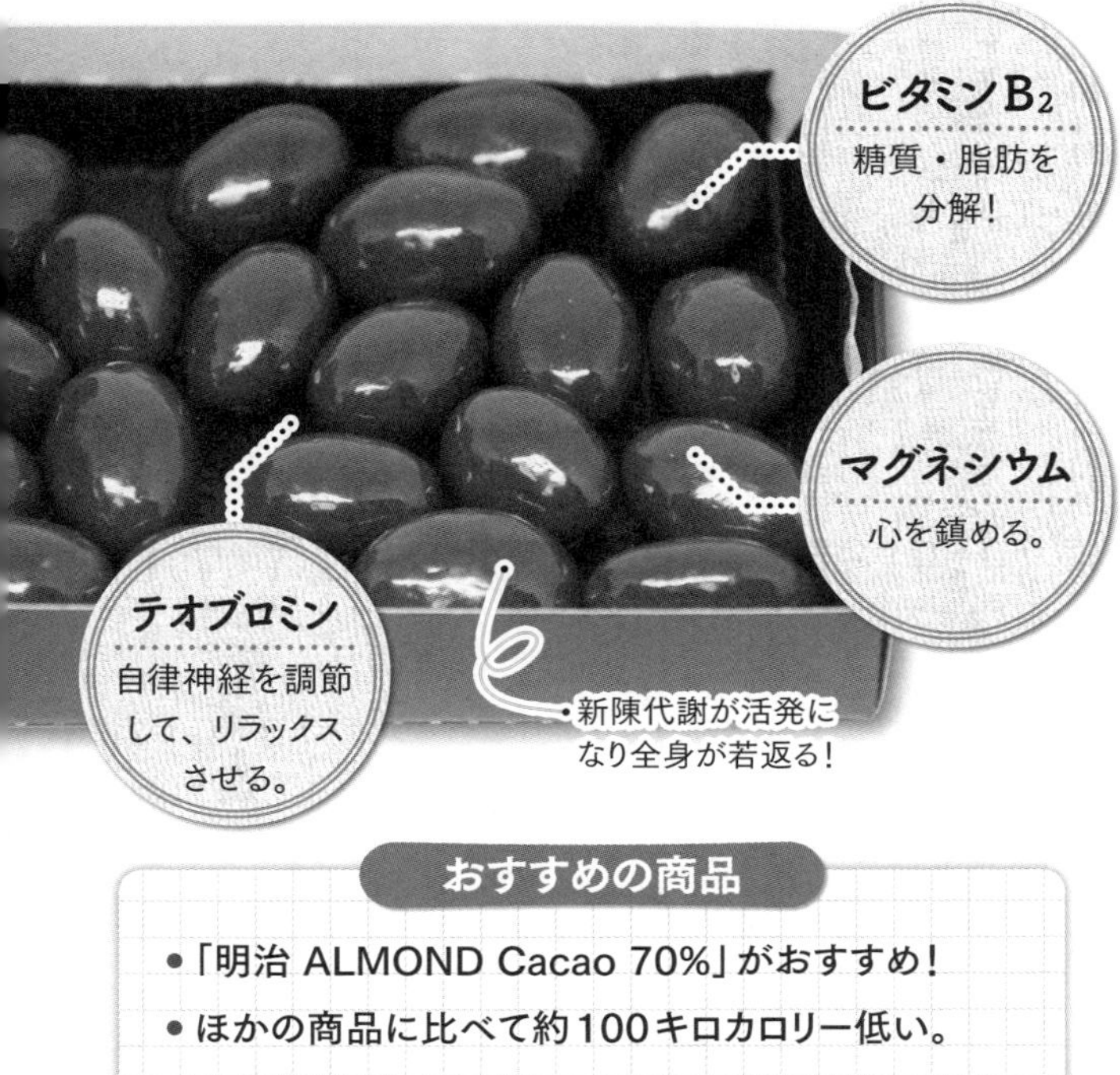
ビタミン$B_2$
糖質・脂肪を分解！
マグネシウム
心を鎮める。
テオブロミン
自律神経を調節して、リラックスさせる。
新陳代謝が活発になり全身が若返る！

### おすすめの商品

- 「明治 ALMOND Cacao 70%」がおすすめ！
- ほかの商品に比べて約100キロカロリー低い。
- 食物繊維が7.9グラム、カカオポリフェノールが1050ミリグラム入っている。

アーモンドチョコレートは、**アーモンド1粒がそのままチョコレートでコーティングされているものを選ぶことが重要**です。アーモンドを砕いてチョコレートでおおってあるものは、アーモンドのダイエット効果が薄れてしまいます。

しかもチョコレートの食べすぎを招いてしまいます。

アーモンドチョコは、廉価品のほうが、アーモンドはしっかり入っていて、なおかつチョコレートの分量が少なめ。

**私のおすすめは「明治　ALMOND Cacao 70%」**。ほかのアーモンドチョコレートに比べて1箱あたりのカロリーが100キロカロリーほど低いのです。

しかも1箱でカカオとアーモンドの**食物繊維を7・9グラム**もとることができます。さらに1箱で**カカオポリフェノールが1050ミリグラム**も入っているのです。

価格の安いアーモンドチョコレートなら、チョコレートの食べすぎを防いでくれます。

食べる分量は、お菓子メーカーの箱入りのものなら、1度に4分の1~3分の1箱ぐらいが目安です。

## 7

# 鮭と春菊たっぷりの「若返り鍋」で、さらに若くなる！

冬は若返りに絶好のシーズン――なぜなら「石狩鍋」が食べられるからです。

石狩鍋とは、一言で表すなら「鮭と野菜の味噌鍋」です。石狩鍋には、若返りに必要な材料が全部入っています。まさに「**若返り鍋**」と呼ぶにふさわしい料理です。

特に、すばらしい食材は「鮭＋春菊」の組み合わせです。この組み合わせは、**ビックリするほど肌と体型を若くする効果**があります。

世の中には、何歳になっても若い人と、年々老け込んでいく人がいます。

いったい、その差はどうやって生まれるのでしょう？

何歳になっても若い人は、老化を促す活性酸素に対抗する「抗酸化力」が高いという共通点があります。なぜ、抗酸化力が高いかといえば、日頃から「**抗酸化力を高める食事**」をしているからにほかなりません。日常的に、抗酸化力の高い食事をとることで、老化にブレーキをかけて、ドンドン若返っているのです。

老化の原因のひとつに、紫外線を浴びることによって生じる活性酸素の影響があります。シワやシミができるのも、紫外線によって生じた活性酸素による弊害です。

冬は、年間を通じて紫外線が少ない季節。

つまり、体にたまった活性酸素を減らす絶好のチャンスです。若返りの栄養素がたっぷり入った石狩鍋をおいしく食べて、ぽかぽかに温まって、しかも若返る――。考えただけで、なんだか、楽しくなりますよね。

しかも、石狩鍋には野菜ときのこ類がたっぷり入っていますので、ダイエット効果も満点です。

石狩鍋に入れる具の中でも、**鮭は抗酸化力が抜群の食材**。

秘密は、鮭に特有の「アスタキサンチン」という赤い色素にあります。

アスタキサンチンはベータカロテンなどカロテノイドの一種です。カロテノイドはもともと優れた抗酸化力を持つ成分。そのカロテノイドの中で、**最も抗酸化力が高いのがアスタキサンチン**です。

このアスタキサンチンを効率よくたっぷり食べることができるのが鮭。

アスタキサンチンをたっぷり食べるコツは、**身が赤い色の鮭を選ぶ**こと。赤色が濃いものほどアスタキサンチンが豊富だからです。

サーモンピンクよりも、オレンジや紅色の鮭を選びましょう。

石狩鍋の主役は、鮭と春菊です。

**春菊には、抗酸化物質であるベータカロテンが豊富**に含まれています。ベータカロテンも抗酸化作用の高い若返り成分です。

春菊はベータカロテンの多い食材の中でも、含まれる量はトップクラス。しかも鉄が豊富です。鉄は活性酸素を消去する酵素の材料になります。これでシワやシミを撃退するのです。

鍋に一緒に入れる豆腐や味噌には、大豆サポニンが豊富。大豆サポニンは、肉の食べすぎでできる老化物質・過酸化脂質を排除する若返り成分。

鍋に入れる野菜は、長ネギ、大根、ニンジン、しいたけなど好みの野菜・きのこ類を追加してください。

野菜・きのこ類は、加熱するとカサが減るため、たっぷり食べることができます。野菜・きのこ類をたっぷり食べることで、若返りに欠かせないビタミン・ミネラル類、食物繊維などをしっかり取り込めるのです。

石狩鍋の**「若返りの極意」**は3つあります。

1つは、鮭と春菊で抗酸化力の高い食材の重ね食べをすることで体の「若返り力」が非常に強くなること。

2つめは、鉄が豊富なため、**活性酸素を消す力がとても強い**ことです。

3つめが、追加する豆腐や野菜、きのこは徹底的に低カロリー。**ガッツリ食べても太らない**ダイエット鍋だということです。

もちろん若返りの効果を高めるコツは、鮭と春菊をたっぷり入れること。4人前

## 若返り鍋は「石狩鍋」で決まり！

### 石狩鍋

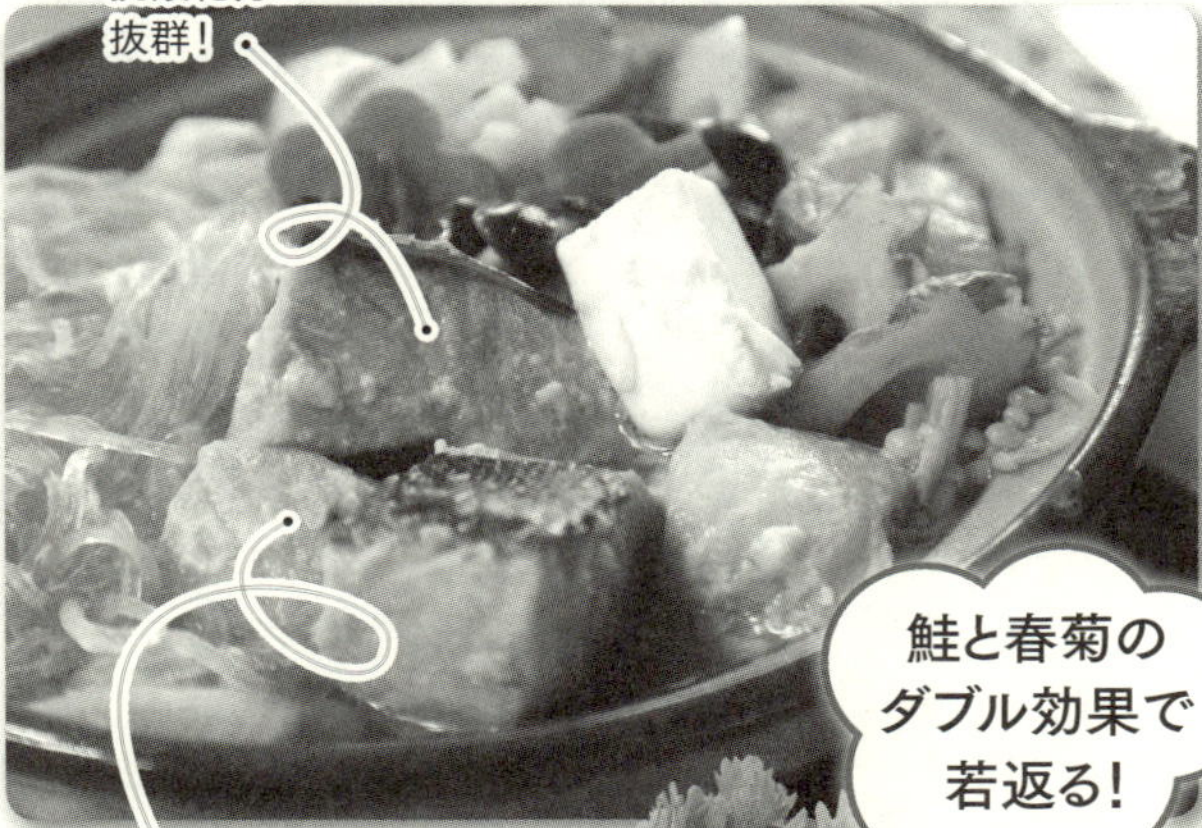

鮭は
抗酸化力が
抜群！
鮭は身が赤いものを選ぶと
アスタキサンチンが豊富
鮭と春菊の
ダブル効果で
若返る！


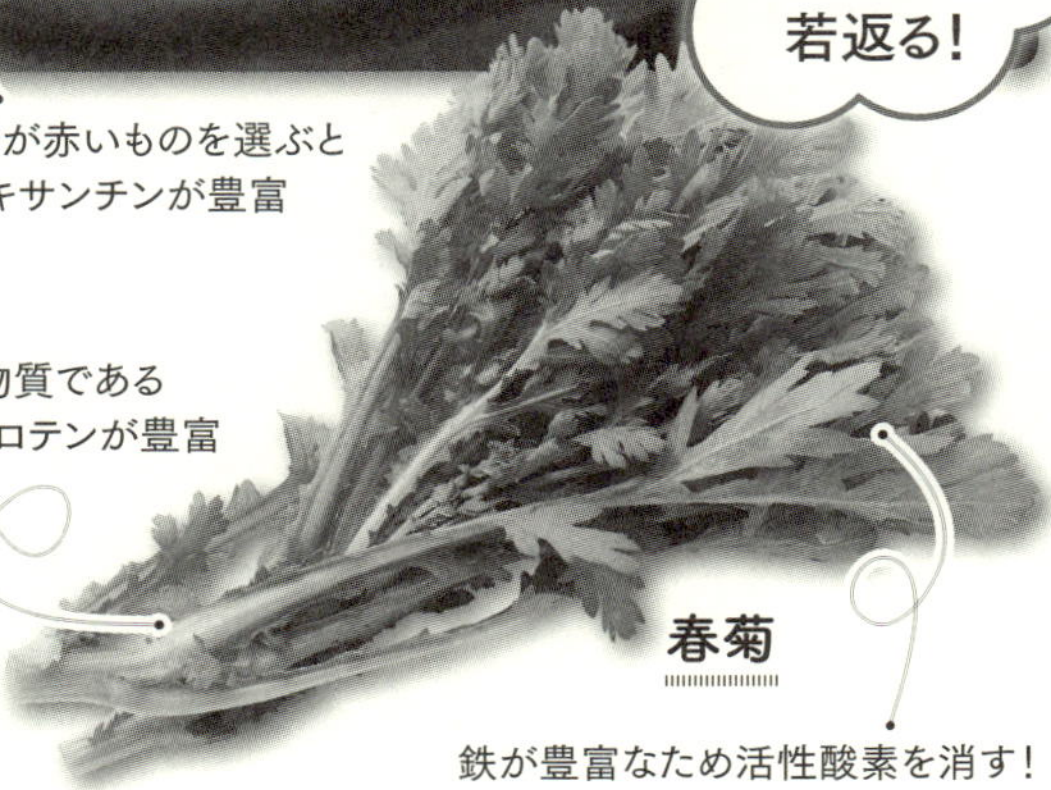

抗酸化物質である
ベータカロテンが豊富
春菊
鉄が豊富なため活性酸素を消す！

で鮭は4切れ（1切れ80グラム）以上、春菊は1束入れます。石狩鍋は野菜や豆腐、きのこ類を入れて味噌味で仕上げます。

若返りパワーをさらに高めるコツは**「仕上げにバターを大さじ1杯入れる」**こと。そもそもアスタキサンチンとベータカロテンは油に溶けて吸収率がアップする成分です。

この2つの成分を余すことなく取り入れるためにバターを加えるのです。

春菊は一般的な鍋よりかなり多めの量にしています。といっても、バターを入れることで、春菊特有のクセがマイルドになっているため、食べやすいはずです。

さらにスープにコクがプラスされておいしさもアップします。

**鮭と春菊は、食べれば食べるほど若くなっていきます**。

ほかの鍋物料理をするときにも、ドンドン取り入れていきましょう。

# 8 豆腐とほうれん草の「最強の味噌汁」で老化を防ぐ！

食べすぎ、飲みすぎは、老化の元。本来ならば避けたいところです。

でも、うっかりお肉を食べすぎたり、お酒を飲みすぎたりしてしまうこともありますよね。

そんなときこそ、ぜひ、食べたい組み合わせがあります。

それは、**「豆腐、味噌、ほうれん草」**の組み合わせです。この3つは、食べすぎ、飲みすぎをリセットして、**体を若返らせてくれる最強の組み合わせ**なのです。

前述したように、お肉を食べすぎたり、お酒を飲みすぎたりすると、体内に老化を促す「過酸化脂質」が増えてしまいます。

過酸化脂質とは、簡単にいえば「体のサビ」のようなもの。これが増えると、老化が一気に加速してしまうのです。

食べすぎ、飲みすぎは老化の元、といわれるゆえんです。

では、なぜ「豆腐、味噌、ほうれん草」の組み合わせが、老化を防ぎ、体を若返らせてくれるのでしょうか?

豆腐と味噌には、**過酸化脂質が増えるのを抑え、排除してくれる「大豆サポニン」**が豊富だからです。

大豆サポニンは、肉の食べすぎによって増えるコレステロール、中性脂肪を低下させ、お酒の飲みすぎによる肝臓へのダメージを抑えてくれます。食べすぎ、飲みすぎで起こる老化を抑えてくれるのです。

さらに、大豆サポニンは脂肪の代謝を促す役割も持っています。なんと**ダイエット効果まである**のです。

ほうれん草は、肌を若くするベータカロテンが豊富な野菜。**ベータカロテンは、老化に対抗する力が非常に高い若返り成分**です。

しかも、ベータカロテンは、体内で必要に応じてビタミンAに変換されます。ビタミンAには、肌細胞の新陳代謝を活発にする効果があるのです。
おすすめの食べ方は、**「豆腐とほうれん草の味噌汁」**として一度に食べるのが一番。

味噌汁にすると、一度に使う味噌の量を抑えることができるため、塩分の取りすぎを防ぐことができます。

お酒を飲んだ際は、アルコールの利尿作用によって、水分と塩分が不足しがちになります。そんなときこそ、味噌汁の出番。手軽に、水分と塩分を補給することができます。

しかも、味噌汁は水分が多いので食事の最初に食べると、**ムダな食欲を消す効果**もあります。

具材の豆腐は、カロリーを気にせず、たくさん食べてください。豆腐はとてもカロリーが低いため、太る心配はありません。前述したように、大豆サポニンには、脂肪の代謝を促す役割があるため、むしろ積極的に食べたほうがやせます。

味噌汁にする場合、豆腐とほうれん草のほかに、油揚げを一緒に入れるとベータカロテンの吸収がよくなります。ベータカロテンは**油と一緒に食べると効率よく体に吸収される**からです。

しかも、油のコクが追加されておいしさがアップします。

ほうれん草と油揚げの分量の目安は、2人分でほうれん草2分の1束、油揚げ2分の1枚程度です。だしはインスタントで構いません。

もちろん、豆腐の味噌汁とほうれん草のお浸しとして別メニューで食べても同じ効果が得られます。

食べるタイミングは「夕食」がおすすめです。ただ、飲みすぎ、食べすぎをリセットするという意味では、「翌日の朝食」に食べるのもいいですね。

1つだけ気をつけてほしいのは、**インスタントの味噌汁は避ける**ということ。具の分量が圧倒的に少なく、逆に塩分が多すぎるからです。

必ず手づくりしたものを食べてください。

ほうれん草は冷凍食品で構いません。ほうれん草がないときは、小松菜、春菊でも同様の効果が得られます。

# 9 週1回「おいしいレバー」で全身がうるおう！

「全身が若返る」魔法の食材があります――それは、レバーです。

意外かもしれませんが、レバーは、肌のうるおい成分を増やし、ダイエットにも抜群の効果があるミラクル食材なのです。

ただ、レバーは独特のくさみがあり、食感もパサパサしているため、特に女性は苦手な人が多いのも事実。

それでも、です。

苦手意識はちょっと脇に置いておき、**我慢してでも食べるだけの価値がレバーにはある**のです。それほど、レバーは「若返り力」が群を抜いて高い食材です。

そこで、これから、レバーをおいしく、たくさん食べられる方法をご紹介します。

食べれば食べるほど若返りパワーが高まり、ダイエット効果まで得られる料理。それが**「レバーのオリーブオイル炒め」**です。レバーをニンニクと一緒に炒める簡単な料理です。

レバーと言えば「鉄」とされるほど、鉄が豊富。しかも、吸収効率がいいヘム鉄が豊富なため、女性が不足しがちな鉄をカバーできる食材。

鉄は、肌のうるおい成分である「コラーゲン」を体でつくるために必須の栄養素です。コラーゲンが十分にあれば、シワやたるみを防ぐことができます。

鉄が不足するとシミができやすくなるので、肌の若返りに鉄は欠かせません。

また、レバーは、糖質を分解して太るのを防ぐビタミン$B_1$と、脂肪を燃焼させるビタミン$B_2$も多いため、ダイエット効果が高い食材でもあるのです。

オリーブオイルは**「若返りのビタミン」**と呼ばれるビタミンEが豊富。血液や血管を若くする効果もあります。

オリーブオイルの特徴は、風味にあります。その香りがレバーのくさみを消し、風味豊かな味に仕上げてくれます。

おすすめは、オリーブを搾《しぼ》ってろ過しただけのエクストラヴァージンオリーブオイルです。オリーブの栄養分と風味が自然な状態で備わっているからです。ニンニクは、そのにおい成分がレバーのくさみを打ち消してくれます。そのうえ、においの成分には、レバーに豊富なビタミン$B_1$の働きを活性化させるパワーが備わっているのです。

調理のコツは、くさみの原因である**血の塊を、包丁の先で取り除いておく**こと。その後、牛乳につけて（5分ぐらい）血抜きをします。

水よりも牛乳のほうがくさみを消す効果が高く、含まれるビタミン類が水に流れるのを防ぎます。

これだけで、驚くほどレバーのにおいやクセが気にならなくなるのです。

その後は、キッチンペーパーで水分を取っておきましょう。

オリーブオイルをひいたフライパンに、スライスしたニンニクを入れて中火で加熱します。香りが出てきたら、レバーを入れて両面をじっくり焼いて、塩コショウで味をつけてできあがりです。

レバーは1人80グラム程度、ニンニクは2分の1～1かけ、オリーブオイルは大さじ1杯が目安。

食べる回数は**1～2週間に1回程度**がおすすめです。

レバーは若返りに役立つ栄養素が濃縮されたような食材。ですから、レバーを頻繁に食べなくても、しっかりと若返り効果をもたらしてくれます。

最後に、オリーブオイルは容器が光を通さない緑や黒など色のついたものを選ぶのが肝心。光に当たると油が酸化してオリーブオイルのメリットが失われてしまいます。戸棚の中など暗い場所に保管することです。

2
章

# 食べれば
# 食べるほど、
# なぜスリムになる!?

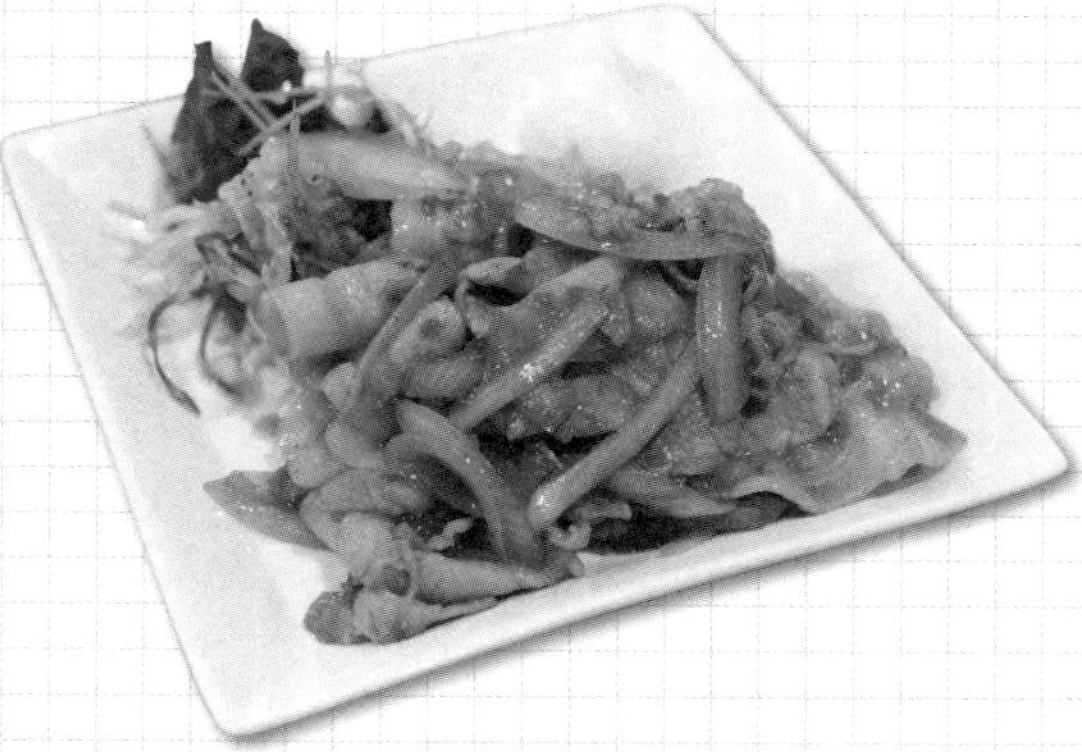

## 1 「きのこ」は、食べれば食べるほど「腹が凹む」

食べれば食べるほどお腹が凹む――そんな夢の食材がきのこです。**きのこをおいしく食べるだけの「菌活」**をすれば、ポッコリお腹がみるみる凹んでいきます。

「菌」は訓読みで「きのこ」。つまり、きのこは菌をまるごと食べられる点が最大のメリット。「菌活」とは、**体によい働きをする菌をまるごと食べる**ことなのです。

中年太りというイヤな言葉がありますが、そもそも、なぜ年をとるとお腹が出てしまうのでしょうか。

「基礎代謝が低下するため、摂取した食べ物を十分に消費できなくなるから」

「成長ホルモンの分泌が少なくなるため、脂肪を燃焼する力が低下するから」といったことが主な原因です。

いずれにせよ、年齢とともに太りやすい体に変化していくため、なんらかの対策が必要になります。

簡単なのは、きのこをおいしく食べるだけの「菌活」。それだけで、**太らない体に若返る**ことができます。

きのこ類全般は、1パック（平均100グラム）で約20キロカロリーと、超低カロリー。**カロリーを気にせず食べられるうれしい食品**です。これだけでもダイエット効果があります。

しかも、きのこは食物繊維が豊富。きのこから摂取した食物繊維が腸にたっぷり入ると、腸内環境が一気によくなります。

食物繊維は直接便秘の改善・解消に役立ちますが、じつは便秘は悪玉菌の増えすぎも原因なのです。そこで食物繊維が善玉菌や有用菌を増やすことで、腸をピカピカにします。

腸内で善玉菌が増えていくと、代謝が上がるためダイエット効果がアップします。つまり、**便秘の改善と代謝アップのダブル効果**で、お腹のでっぱりが凹んでいくのです。

最近注目されているのが、きのこに特有の成分である「**キノコキトサン**」です。キノコキトサンは、**脂肪の吸収を抑えて排出を促す**働きがあります。きのこ類の中でもエノキダケに多く含まれています。

エリンギ、マイタケにはビタミンB群が豊富。ビタミンB群が十分にあると炭水化物、タンパク質、脂肪の代謝がサポートされ、余分な脂肪を体にため込まないようになります。ビタミンB群に**ダイエット効果と若返り効果**をもたらすのです。

逆に、ビタミンB群が不足すると、太りやすい、疲れやすいといった、老化の症状が現れます。

きのこ類は、味噌汁として食べるのがおすすめです。

味噌には「こうじ菌」が含まれています。きのこ類には種類ごとに持つ菌が違い

## おいしく食べる「菌活」でラクにやせる！

### きのこをおいしく食べる「菌活」のすすめ

**きのこの若返り成分**

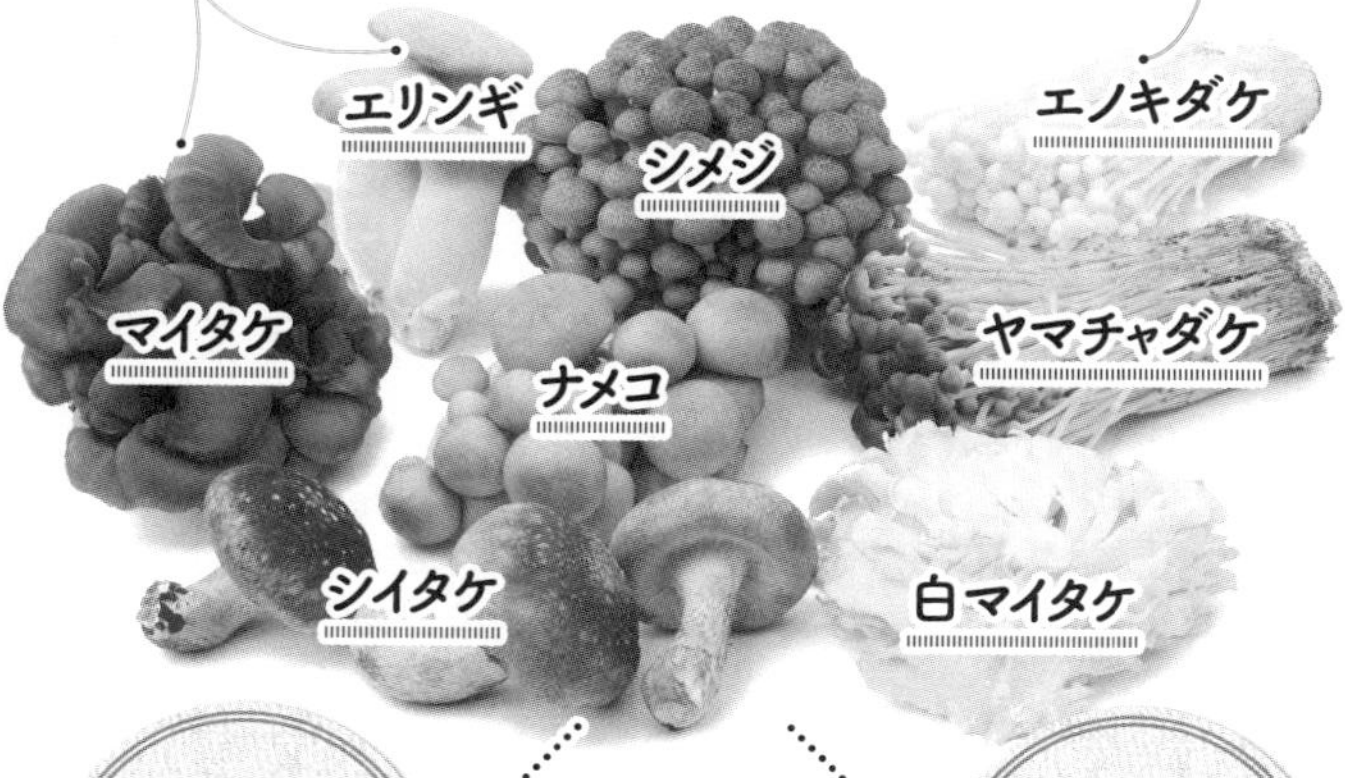

キノコキトサンが
特に多い！
ビタミンB群が
豊富
エリンギ
シメジ
エノキダケ
マイタケ
ヤマチャダケ
ナメコ
シイタケ
白マイタケ


**食物繊維**
腸をきれいにする！

**キノコキトサン**
脂肪の吸収を抑え、排出を促す。

**味噌汁の具にして、様々な種類を食べよう！**

ます。

**複数の菌を混ぜて一緒に食べることで、「菌活」の効果はグンと高まります。**

シメジ、シイタケなど、様々な種類のきのこを味噌汁に入れて、ドンドン食べましょう。

食事の際は、最初に味噌汁を食べることをおすすめします。

味噌汁の水分でお腹が膨らみやすく、食べ始めてから早い段階で満腹感を得やすくなります。しかも食物繊維が豊富なため、満腹感が持続しやすく、余計な食欲を抑えることができます。

口から取り入れた菌は腸内で3日程度で死んで便として出て行ってしまいます。ですから、できれば毎日、少なくとも3日に1回は食べておきたい食材です。

## 2 お腹周りの脂肪は「ワカメスープ」できれいに落とす！

「下腹ポッコリ」を凹ませたい——それなら「ワカメスープ」がおすすめです。ワカメに含まれる「**フコキサンチン**」**は脂肪を燃焼させる成分**だからです。

男女問わず、40歳をすぎると、お腹周りに脂肪がつきやすくなります。20～30代前半の頃と違い、40代は基礎代謝が低下するため、何も考えずに食べていたら、食べた分だけ脂肪がついてしまう、という悲しい変化が現れるのです。

だからこそ、40歳をすぎた方には、**食べれば食べるほど若返り**、同時に**ダイエット効果まである**、ワカメスープをおすすめしたいのです。

海藻類のワカメは徹底的に低カロリーで、食べてもまったく太りません。

ワカメは、水溶性食物繊維が豊富なため、栄養素の吸収がゆっくり。そのため、血糖値の上昇がゆるやかになるため、糖尿病予防にピッタリの食材です。

しかも、血圧の上昇を防いで高血圧を予防します。同時に、コレステロールの吸収を抑えるため、動脈硬化も防いでくれるのです。

さらに、ワカメには、**今、最も注目される成分「フコキサンチン」が豊富**。ナマでも乾燥したワカメでも、同様に豊富です。

フコキサンチンは、脂肪細胞の**脂肪を体温として燃焼して発散してくれます**。そのため、すでにお腹周りに脂肪がついていたとしても、ワカメをたっぷり食べれば、きれいに脂肪を落とすことができるのです。

ところで、ワカメをスープで食べる理由が2つあります。

1、量をたくさん食べやすくなること。

2、水分をたくさんとれること。

## ムダな脂肪はワカメスープで落とす

### ワカメの若返り成分

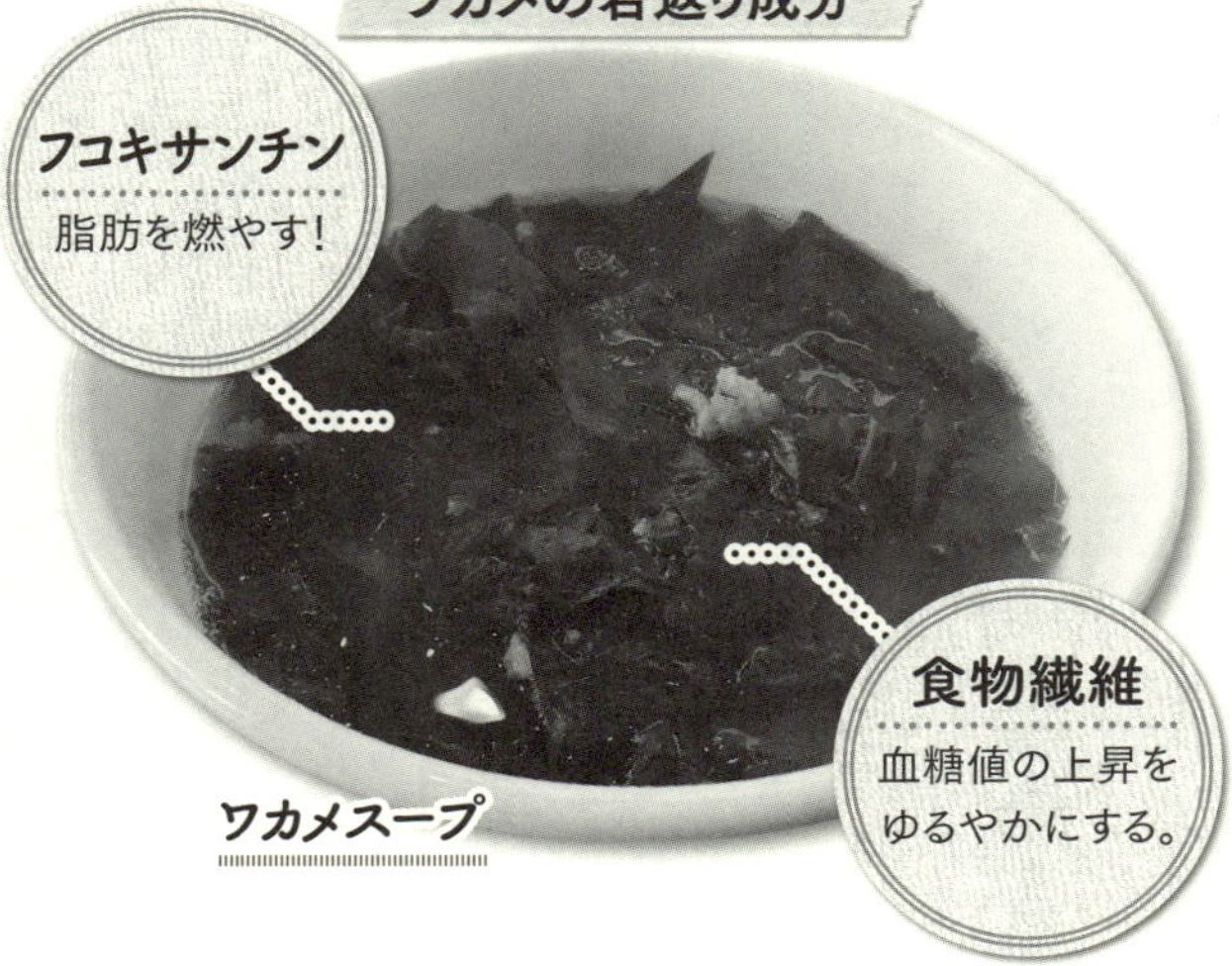
フコキサンチン
脂肪を燃やす!
食物繊維
血糖値の上昇をゆるやかにする。
ワカメスープ

### おすすめの食べ方

- ワカメ（塩蔵 50 グラム、乾燥5グラム）を水で戻し、一口大にカット。
- 白ネギ（$\frac{1}{2}$本）とショウガ（約 20 グラム）をみじん切りにし、鍋で炒める（ごま油大さじ2）。
- ワカメ、水（400cc）、中華スープのもと（大さじ 1 杯）を入れ、コショウで味つけしたら完成！　（2人前）

食事の食べ始めにスープを飲むことで、水分で胃が膨らむため、食事の量を少なくしても満足感を得やすくなります。しかも、胃に入ってきた水分は、食欲を増進させるホルモンの分泌を抑えるため、余計な食欲が湧きにくくなるのです。

ワカメスープは、**ワカメをたっぷり食べるほどに効果を発揮**します。

2人前でワカメ（塩蔵50グラム、乾燥なら5グラム）を水で戻して一口大にカット。白ネギ2分の1本を斜めせん切り、ショウガ1かけ（約20グラム）をみじん切りにします。

鍋にごま油大さじ2を入れ、熱してからネギとショウガを炒めます。

香りが出てきたらワカメを入れ、緑色になったら水をカップ2杯（400CC）入れて、中華スープのもと（顆粒だし）を大さじ1杯加え、コショウで味つけをしたらできあがり。

ショウガの辛味で塩を加えなくてもおいしくできます。どうしても塩を入れたい場合はちょっぴりで。

というのも、血管の若返りに塩分は大敵だからです。

**市販のワカメスープはおいしいですが、塩分高め。**お湯を入れる量を増やして薄くしたつもりでも、全部飲んでしまえば、含まれている塩分をすべてとることになります。お湯で薄める場合は、表記の量の1・2倍のお湯を入れ、スープは3分の1残すようにしましょう。

ワカメは味噌汁にしても構いませんが、家庭なら先にお伝えしたワカメの量でつくってください。味噌汁も塩分が多いので、味噌は控えめにしましょう。外食の味噌汁の場合はワカメの量が少なすぎです。インスタントもワカメの量が少ないうえに塩分オーバー。

ショウガやコショウの辛味で少なめの塩分でもおいしくできますので、ぜひご自分でつくってみてくださいね。

【出典】
H. Maeda, M. Hosokawa, T. Sashima, K. Funayama and K. Miyashita, Biochem. Biophys. Res. Commun., 332, 392-397 (2005).

# 3 牛ロースの焼肉で「背中美人」になる

後ろ姿で年齢がバレてしまう――それは背中にぜい肉がつくからです。

**「年齢は、後ろ姿に現れる」**といっても過言ではありません。

なぜ、背中にぜい肉がつくのでしょう?

これは、ある面、年齢による自然な変化です。

脂肪のつきやすい体の部位は年齢とともに変わってきます。

20代は、真っ先に顔についたのが、30歳をすぎたあたりからお腹周りや二の腕に脂肪がつきやすくなります。そして、40歳をすぎると背中にもぜい肉がついてくるようになるのです。

では、後ろ姿も含め、**見た目が若い人の共通点**はなんでしょうか？

意外にも、「**お肉をよく食べる**」ということです。

「肉を食べたら太る」と思っている人は、驚くほど多いです。

これは、誤解です。まったくそんなことはありません。

じつは食べ方のコツ次第で、肉を食べると若々しい肌になり、スリムになることもできるのです。

お肉の中でおすすめなのは、牛肉です。牛肉には「若返り」と「ダイエット」の効果のある栄養成分がたくさん含まれているからです。

さらに、お肉好きに吉報があります。

牛肉の**若返りとダイエット効果を引き出す食べ方は**「**焼肉**」なのです。お肉好きにはたまらないですよね。

ロースをさっと焼いて食べるだけでよいのです。

前にも触れたように、余分な脂肪摂取を防ぐためには「並」「輸入牛」で十分です。「和牛」「特選」「上」などは、不要な脂肪やコレステロールを取り込んでしまいます。**価格の安い牛肉のロースこそ若返りの味方。**

さらに、余分なカロリーを取らないために、タレではなく塩で食べるのがコツ。こんな簡単なことで若返りとダイエット効果が得られるのです。

分量の目安は、外食であれば2皿（1皿80グラム）。自宅で食べる場合は、150～200グラム程度にしておきましょう。

じつは、**牛肉には脂肪を燃焼させる成分が豊富。**

牛肉にはL－カルニチンがたくさんあります。このL－カルニチンは脂質の代謝を促進し、効率よく脂肪を燃焼します。

さらにL－カルニチンは、中性脂肪と脂肪の燃焼を促すので体脂肪をため込ませないダイエット効果があるのです。しかもコレステロールの増加を抑えて、血管壁に沈着するのを防ぎます。

**血液と血管を若返らせる効果**まで持っているのです。

牛肉はタンパク質源として優秀です。タンパク質は全身の細胞をつくる重要な材料。

牛肉をしっかり食べている人と、そうでない人では**40歳をすぎてからの見た目、体力に差が出る**と覚えておいてください。

しかも、牛肉はビタミンB群が豊富。ビタミンB群は新陳代謝を活発にし、全身を若返らせる働きを持っています。

逆に、不足すると疲労感が強くなったり、疲労回復が遅い、頭痛やめまいを起こすこともあるのです。

身近な牛肉といえば牛丼。しかし牛丼の牛肉はバラ肉なので脂肪のとりすぎとなります。それに丼なのでご飯も多すぎです。

牛肉を食べるなら、絶対にロースを食べるようにしましょう。

# 4 ショウガオイルで「くびれ」を手に入れる！

モデルのようなくびれがほしい——それなら「ショウガオイル」を使いましょう。

ショウガオイルは、普通の食事を**「やせる食事」に変えてくれる魔法の調味料**です。


「若い頃はくびれがあったのに、すっかりメリハリのない体型になってしまった」

30代後半から、そうした悩みを持つ人が増えます。

これはある面、自然なことです。年齢に伴って体に脂肪がついてくるからです。

特に、お腹周りにたくさんついてしまいます。

でも、お腹周りの脂肪を燃やしてしまえば、くびれは戻ってきます。

そこで、おすすめなのが、**脂肪燃焼に効果抜群の「ショウガオイル」**を使って料理をつくることです。

ショウガオイルの材料は「ショウガ＋エクストラヴァージンオリーブオイル」。皮ごと刻んだショウガを、エクストラヴァージンオリーブオイルで加熱したつくり置きができる調味料です。

ショウガの辛味成分「ジンゲロン」。

これがエネルギーの代謝を盛んにして、**体に蓄積した脂肪を燃焼させる**働きがあるのです。

ジンゲロンは、**ショウガを加熱することで増えます**。

同時に、もう1つの辛味成分「ショウガオール」も増え、血行をよくして代謝をアップしてくれます。

ショウガオールには抗酸化作用があり、**シミや老化を防ぐ若返り効果**もあります。しかも、ショウガオイルにはショウガがギッシリ入っています。ショウガの辛味で減塩効果もあるのです。

味の濃いメニューを食べすぎてむくんでいる人も、ショウガオイルを使うことで、スッキリしてきます。

ショウガオイルのつくり方は、皮つきのままのショウガ100グラムをよく洗い、水気を拭き取っておきます。これをみじん切りにします。

片手鍋にエクストラヴァージンオリーブオイルを100グラム入れ、中火で温めます。

鍋のふちに細かな泡が立ったら、濡らして水気を拭き取ったさい箸の先を入れます。箸の先から細かな泡がでたら、刻んだショウガを入れます（油はねに注意）。

1分、箸でかき混ぜながら加熱して火を止めます。

清潔なビンに入れ、冷ましてからフタをして冷蔵庫で保管。1週間ほど日持ちします。

ショウガオイルは、そのままドレッシングのように食材にかけると辛すぎます。

しかも、ジンゲロンは加熱することで増えるため、ショウガオイルは炒めものの油

# やせる油——ショウガオイル！

## ショウガオイルのつくり方

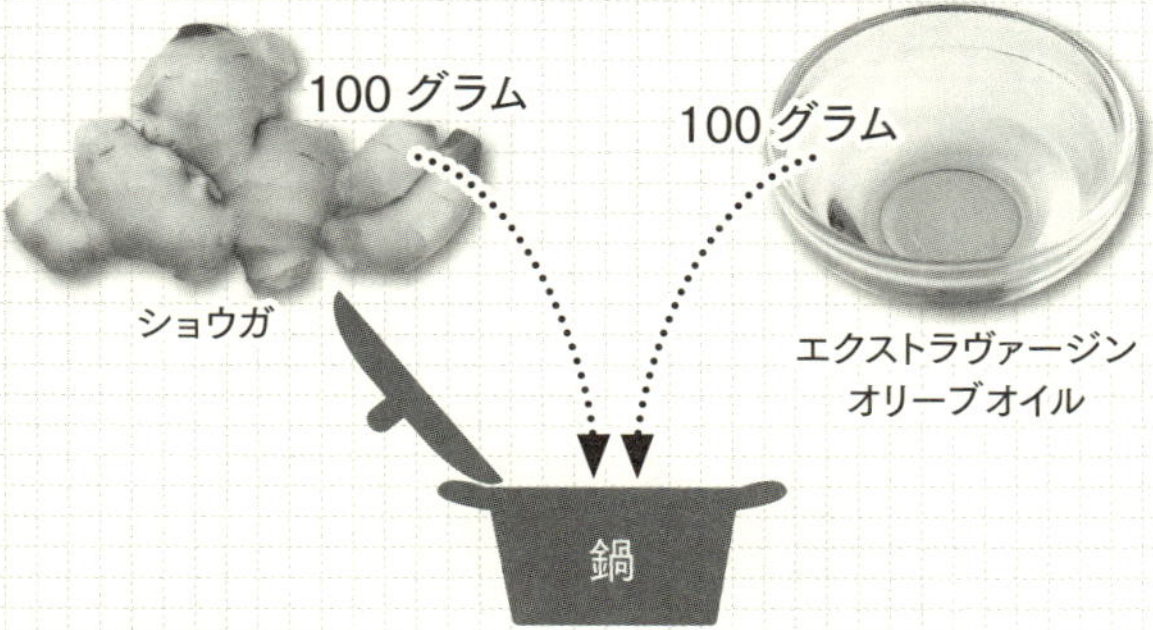


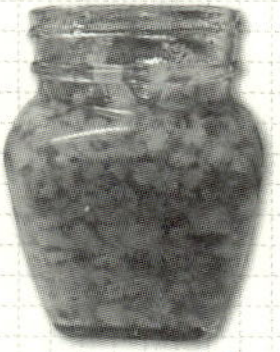

**ショウガオイル**

①中火で温める。

②細かな泡が立ったら、刻んだショウガを入れる。

③１分、箸でかき混ぜながら加熱。

④ビンに入れ、冷ましてから冷蔵庫へ。

### ショウガオイルの効能

- 脂肪を燃やす。
- シミや老化を防ぐ。
- 炒めものの油として使うと、効果抜群！

として使うほうが、はるかにダイエット効果が高まるのです。

このショウガオイルをフライパンに1人前で小さじ2杯ほど入れ、肉や野菜を炒めると、どんな食材を使っても、**ショウガの脂肪燃焼効果を取り入れた料理に変身**します。

もともと、ショウガオイルはショウガたっぷりでオイルが少なめ。

炒め油が足りないときは、洋風料理ならエクストラヴァージンオリーブオイル、中華風ならキャノーラ油やごま油を追加してください。

1日1品、ショウガオイル炒めを食べ続けることで**体重ダウン、内臓脂肪ダウン、体脂肪ダウン**が期待できます。

# 5 食べすぎ、飲みすぎは、「枝豆」で帳消しにできる

前の晩に食べすぎ、飲みすぎてしまったら——夕食に枝豆を食べましょう。

それだけで、**前日の食べすぎ、飲みすぎを帳消しにする**ことができます。

枝豆は、食べすぎたときの後始末をしてくれるスーパーフード。

後悔して落ち込むよりも、枝豆を食べてスッキリしましょう。

食べすぎてしまったけれど、運動はしたくないし、かといって食事量を減らすこともしたくない……そんな人の救世主が枝豆なのです。

なぜ、枝豆で食べすぎ、飲みすぎを帳消しにできるのでしょうか？

じつは、枝豆は「大豆の未熟豆」です。

枝豆はれっきとした野菜ですが、枝豆という単独の品種ではありません。大豆として熟す手前の柔らかいものが枝豆。

つまり枝豆は、**大豆の栄養と野菜の栄養の両方を兼ね備えた驚きの食材**なのです。

枝豆は糖質を分解するビタミン$B_1$、脂質を燃やすビタミン$B_2$の両方が豊富。飲みすぎのときは、たいていおつまみ類を食べすぎています。

しかも、おつまみ類には、フライドポテトやピザ、シメのラーメンのように「糖質＋脂質」のダブルで太る要素が満載のものが大半。

そこで、**糖質と脂質を同時に代謝させて体のエネルギー源に変えてしまう**枝豆の出番です。枝豆を食べることによって、食べすぎた糖質と脂質を燃やしてスリムになれます。

スイーツ類も糖質と脂質がたくさん入っています。和菓子はとても糖質が多く、洋菓子は糖質と脂質の両方がたっぷり。

アイスクリームも濃厚タイプは、カップのサイズが小さくても糖質、脂質共に多く含まれています。

# 食べすぎ、飲みすぎには「枝豆」！

## 枝豆の若返り成分

枝豆

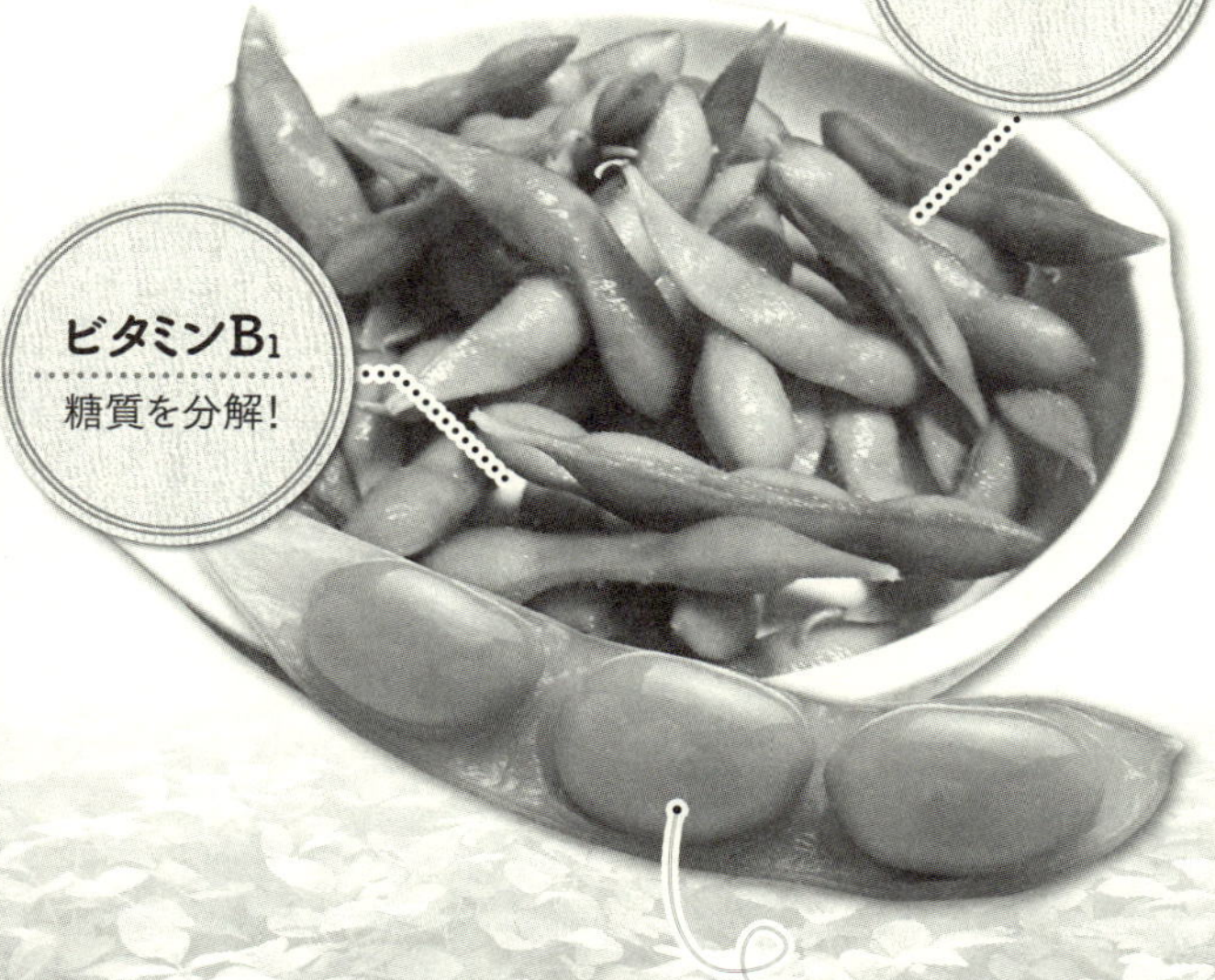
ビタミンB2
脂肪を燃やす！
ビタミンB1
糖質を分解！
「大豆の未熟豆」

**大豆と野菜の栄養を兼ね備えた驚きの食材！**

そこで、食事のときに枝豆を食べるのです。枝豆のビタミン$B_1$とビタミン$B_2$の力を借りて、**脂肪をため込まない若い体**にしましょう。

枝豆の旬は夏から初秋。緑色の濃い、実がきっちり入っているものを選びます。

枝豆は食事の最初に食べるとダイエット効果が高まります。これは枝豆の豆としての成分の1つである食物繊維が豊富だからです。

食物繊維をたくさん食べていると、食事の満腹感が長持ちしやすくなります。つまり、枝豆を食べることで、食べすぎを防ぎ、余計な食欲を湧かせない効果があるのです。

枝豆は肥満による老化にストップをかける、すごい若返り野菜なのです。

枝豆は冷凍でも栄養素に遜色がないので、旬でなければ冷凍食品で代用できます。一度に食べる量は**片手一杯**程度。しっかりと食べましょう。

# 6 体と顔の「むくみ」には、きゅうりが効く！

体のむくみを取る決定打があります――「きゅうり」です。

体のむくみを取って、**スッキリしたボディライン**を取り戻しましょう。

むくみの原因は2つあります。

1つは、**疲労**です。長時間立ちっぱなしなどで血液やリンパ液が滞って足をむくませます。

もう1つは、**塩分の取りすぎ**です。味の濃いメニューや漬け物、ポテトチップスのような塩味がしっかりついたものを食べたときに、むくみが起こります。

疲労の場合は、簡単なストレッチをして、グッスリ眠れば、翌朝にはむくみが解消します。

ただ、塩分の取りすぎの場合は、むくみが残りやすくなります。

塩分の正体はナトリウム。ナトリウムはカリウムとともに体の水分調節を行なっています。

ところが、塩分が多すぎる食事や間食をしてしまうと、血液をはじめとする体液のナトリウム濃度が上がりすぎるのです。すると余計な水分が体にたまって体がむくんでしまうのです。

**余分なナトリウムを体の外に出すのがカリウム**。カリウムをしっかり取り込めば、むくみが解消されます。

じつは、**きゅうりには、このカリウムが豊富**なのです。

カリウムは生野菜などに豊富ですが、料理をすれば、調味料の影響でナトリウムのほうが増えてしまいがちです。しかも、カリウムは、ゆでる、煮るという加熱をすると汁に半分以上逃げてしまいます。

なので、ナマでたくさん食べることができる「きゅうり」がむくみ対策にバッチりなのです。

きゅうりを食べるには、ナマで**スティック野菜として食べる**のが一番おすすめ。

ただ、さすがにきゅうりはなにか味をつけないと食べられません。

そこでおすすめなのが、イタリアンドレッシングやフレンチドレッシング、ごまドレッシングです。この3つは比較的塩分が少なめの調味料。

マヨネーズ、和風ドレッシング、中華ドレッシングはNGです。マヨネーズは脂肪オーバーになりやすく、和風と中華は塩分が多め。せっかく、きゅうりを食べてナトリウムを追い出そうとしているのに、ドレッシングで塩分（ナトリウム）が入るとまたむくんでしまいます。

ですから、きゅうりといえども、漬け物、ピクルスは避けてください。

きゅうりは**95％が水分で超低カロリー**。量を気にせず食べることができます。むくみが気になるときは1本まるごと食べましょう。

むくみがなかなか消えない、むくみがひどくなる場合は、なにか病気が隠れているのかも知れません。一度きちんと受診しておいたほうが安心です。

# 7 豚肉のタマネギ炒めで「更年期太り」を防ぐ

「更年期太り」を防ぐ料理を紹介しましょう——それは「豚肉のタマネギ炒め」です。

更年期太りとは、更年期に特有の肥満のこと。

豚肉とタマネギは、**更年期特有の肥満を撃退**し、血液のダイエット、つまり、**コレステロールを下げる黄金コンビ**なのです。

なぜ、更年期は太りやすくなるのでしょう？

その理由は、**更年期になると、女性ホルモンが減ってしまう**からです。

女性ホルモンには脂肪を分解する働きがあります。そのため、女性ホルモンが減ると、体に脂肪がつきやすくなるのです。

更年期の症状には、イライラしたり、ストレスが強くなることがあります。このストレス解消法のひとつとして、**無意識に食べすぎてしまう**ことがよくあるのです。

この2つの理由で、更年期は太りやすくなるのです。


豚肉のタマネギ炒めは、豚ロース肉とタマネギを炒めたシンプルな料理です。

更年期で食べすぎてしまう食材は、ご飯や麺類、果物やスイーツ類といった、「太る糖質」に集中しがちです。しかも、イライラがあるために、食べる量や回数をうまく調節できなくなります。

糖質は体に必要な成分ですが、取りすぎてしまうと体の中で脂肪に変換され、お腹周りについてしまいます。

そこで、糖質を分解して燃焼させる効果の高いビタミン$B_1$が豊富な豚肉を食べるのです。

ビタミン$B_1$は**疲労を回復する効果がある**ので、**疲れやすい更年期にピッタリ**。

ビタミン$B_1$は、ヒレ、もしくはもも肉に豊富です。バラ肉やひき肉は脂肪やコレステロールが多いので避けておきましょう。

豚肉に豊富なタンパク質は、食事で摂取したカロリーを体温として発散させる効果があります。

タマネギは、特有の刺激臭である「硫化アリル」が、ビタミン$B_1$の効果を最大限に活かす働きをします。しかも、タマネギには、ポリフェノールの一種であるケルセチンが豊富。ケルセチンは血液をサラサラにする効果があります。

更年期は女性ホルモンのバランスが崩れています。ホルモンバランスが崩れると、血液がドロドロになる**「高コレステロール血症」になりやすい**のです。だから、ケルセチンをしっかり取り込んでおくことが必要なのです。

タマネギには、男性ホルモンを高める働きがあるという研究報告もあります。

**「豚肉のタマネギ炒め」は、男性の更年期障害にもおすすめ**です。

「豚肉のタマネギ炒め」は、2人前で豚ロース薄切り約160グラム、タマネギ1・5個と、タマネギが多めのメニューです。

## 「更年期太り」を防ぐおすすめ料理

### 豚肉のタマネギ炒めの若返り成分

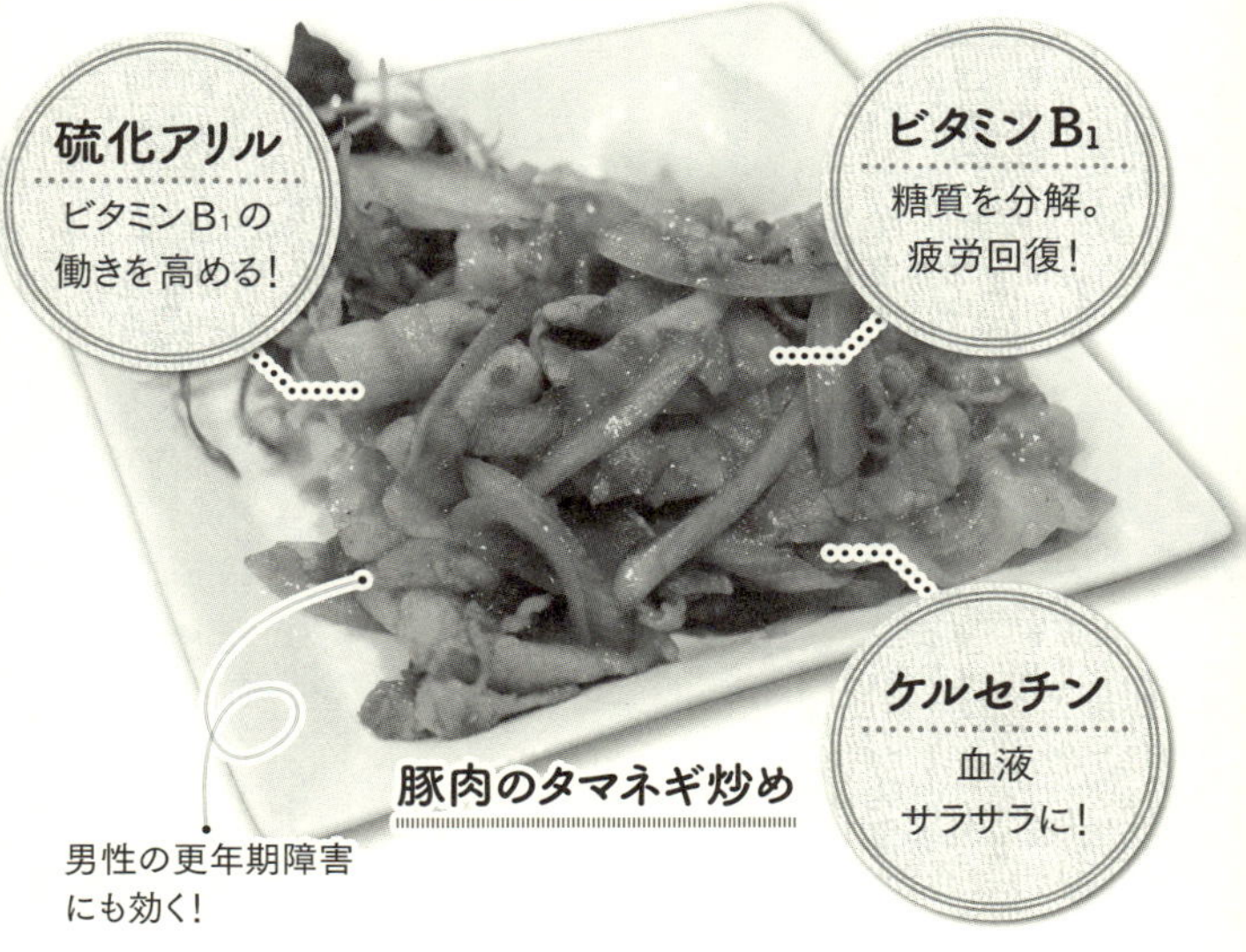
硫化アリル
ビタミン$B_1$の
働きを高める！
ビタミン$B_1$
糖質を分解。
疲労回復！
ケルセチン
血液
サラサラに！
豚肉のタマネギ炒め
男性の更年期障害
にも効く！

### おすすめの食べ方

- くし切りにして炒めたタマネギに、豚肉を加えて、火を通せば完成！
- しょうゆや甘辛味で食べるとおいしい！

くし切りにして炒めたタマネギに、薄切りで食べやすい大きさにカットした豚肉を加えて、完全に火を通せば完成です。しょうゆ、もしくは甘辛味でできあがりの超簡単料理。
タマネギは火を加えるとぺしゃんこになるので、豚肉の1・5倍ぐらい使いましょう。

【出典】

Arai, Y., Watanabe, S., Kimira, M., Shimoi, K., Mochizuki, R., and Kinae, N. (2000). Dietary intakes of flavonols, flavones and isoflavones by Japanese women and the inverse correlation between quercetin intake and plasma LDL cholesterol concentration. J Nutr, 130(9), 2243-2250.

日本 Men's Health 医学会　News Letter vol.10 December 2012

# 3章

# 「シミ・シワ・たるみ」が消える簡単！　食事術

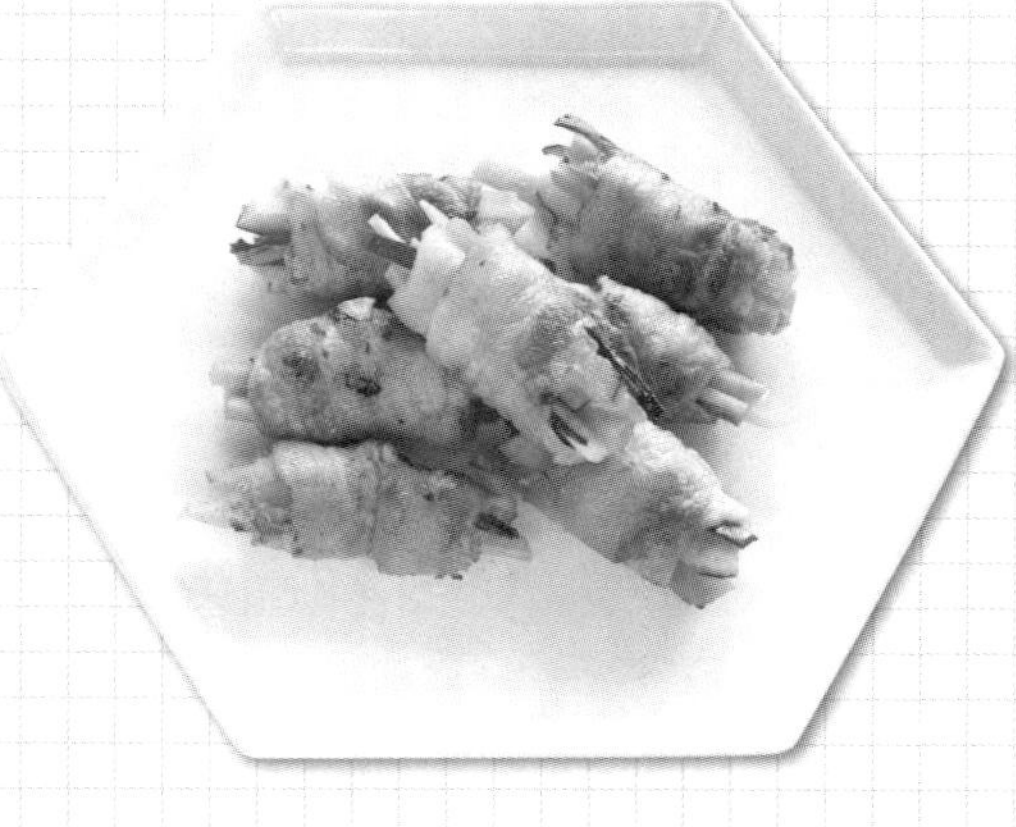

# 1 1日5個のミニトマトで、肌がみるみる若返る

シミひとつない肌でいる秘訣があります——毎日ミニトマトを食べることです。

ミニトマトを食べるだけで、シミのない若い肌が取り戻せます。

そもそも、なぜシミができるのでしょうか？

それは、紫外線を浴びることによって体内に発生する活性酸素の影響です。この**活性酸素こそがシミの原因**なのです。

シミとは、活性酸素によって、黒い色をつくり出すメラニン色素が定着している状態のこと。つまり、シミをなくすには、体に**活性酸素を打ち消す「抗酸化力」を高める必要がある**ということです。

特に、30歳をすぎると、活性酸素を打ち消す抗酸化力が衰えてしまうため、なおさらです。

なぜ、トマトがすばらしいかというと、**抗酸化力が最強の食材**だから。

その秘密は、トマトの赤い色素・リコピンにあります。

リコピンは**あらゆる食品成分の中でもずば抜けた抗酸化力**を持っています。リコピンが活性酸素と闘ってシミを消します。しかも、リコピンは新たにシミをつくらせません。活性酸素による老化をブロックする働きもあります。

トマトはあらゆる食材の中で、**リコピンを最も効率よく大量に食べられる**食材なのです。

リコピンは活性酸素から全身を守る力が非常に強い成分。リコピンの抗酸化力は、同じく抗酸化力が高い成分であるベータカロテンの2倍、ビタミンEの100倍も効果があるとされています。

ですから、**トマトを食べれば食べるほど、若くなっていく**のです。

リコピンを体に取り入れるには、真っ赤に完熟したものを選ぶのがコツ。

じつは、日本の大型トマトは、赤く見えてもリコピンが少なめです。

なので、大型トマトより、**「赤色」のミニトマトを食べるほうがリコピンを豊富に摂取することができる**のです。

ミニトマトの**量の目安は1日5個**。

これは、ミニトマトからリコピンを最大限に取り入れて、なおかつ、ほかの野菜との栄養のバランスを考えたおすすめの量です。

ミニトマトを食べるベストなタイミングは、夕食です。

日中に浴びた紫外線のダメージは、その日のうちに打ち消してしまいましょう。

もちろんミニトマトだけでなく、大型トマトを加工した水煮缶もおすすめです。

ナマで食べる大型トマトより、加工用のトマトは「赤色」なのでリコピンが豊富だからです。

**リコピンは熱に強い**ので、水煮缶になっていても壊れません。水煮缶とオリーブオイルでトマト煮やスープをつくるのもよいですが、手間がかかります。

毎日食べるなら、ミニトマトをサラダにして、油を使ったドレッシングをかける

## トマトを食べれば食べるほど若くなる

### ミニトマトの若返り成分

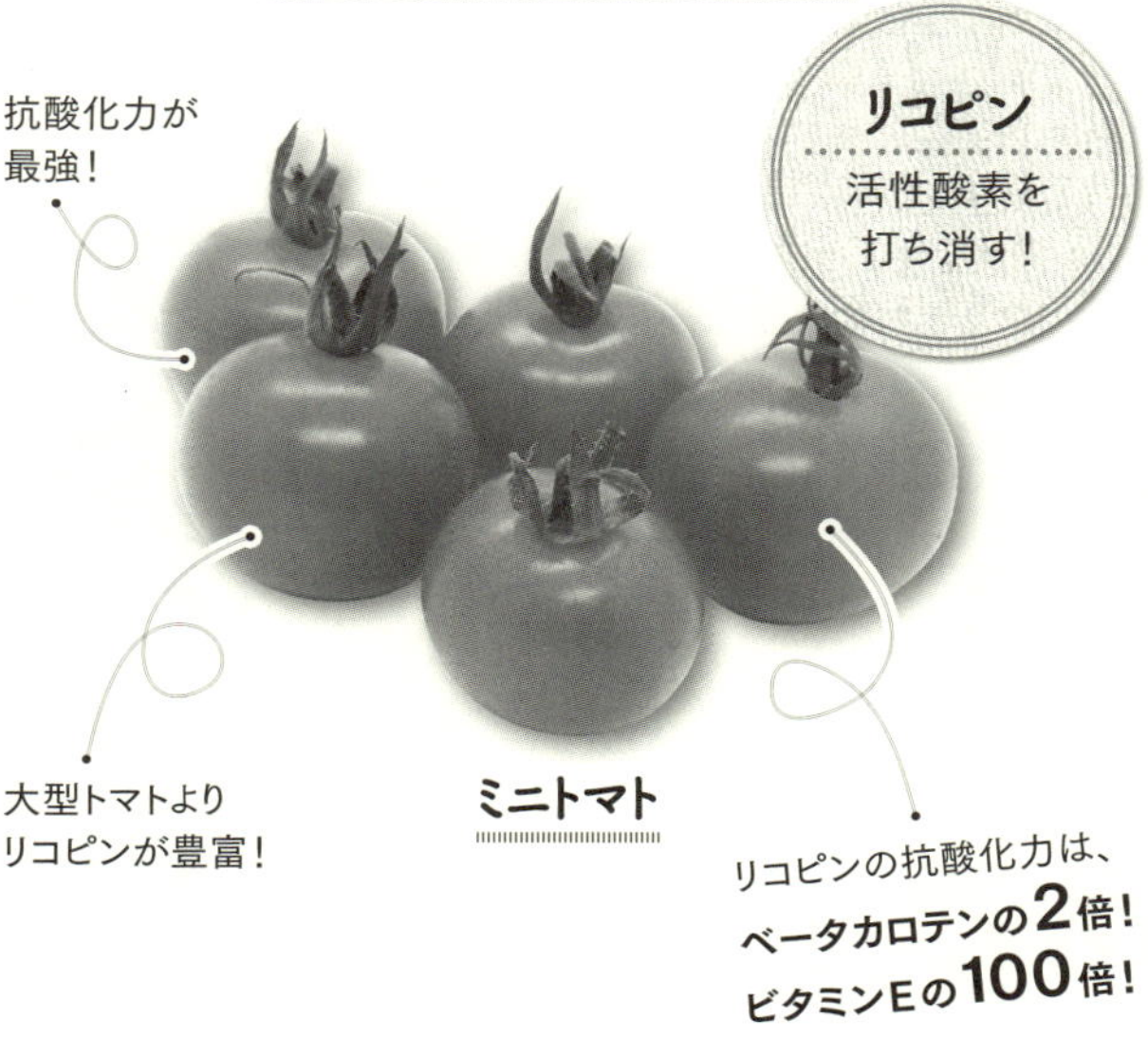
抗酸化力が
最強!
リコピン
活性酸素を
打ち消す!
大型トマトより
リコピンが豊富!
ミニトマト
リコピンの抗酸化力は、
ベータカロテンの2倍!
ビタミンEの100倍!

### おすすめの食べ方

- 1日5個、夕食に食べる。
- サラダにして、油を使ったドレッシングをかけて食べる。

のが手軽です。油を使うとトマトに豊富なリコピンだけでなく、ベータカロテンの吸収効率もよくなります。

**リコピンとベータカロテンの2つの抗酸化力の相乗効果**で、トマトの抗酸化力そのものがパワーアップします。

トマトジュースやトマトソース、ケチャップ、ペーストなど加工したトマト製品は、リコピンの量が少なすぎるので避けましょう。

血中リコピン濃度は年齢と共に減ってしまいます。特に50歳をすぎた人は、必ず油と一緒に食べて吸収効率をよくしておきましょう。

## 2

# 「アサリ＋トマトのスープ」は最強の「シミ消しスープ」

とっておきの紫外線対策――それは「アサリたっぷりトマトスープ」を飲むこと。日差しが強くなったときにおすすめの簡単料理です。

前述したように、シミやほくろができる主な原因は紫外線にあります。紫外線を浴びることで体内に生じた活性酸素がシミ、ほくろをつくるのです。

シミ・ほくろを消して、これ以上増やさないためには、活性酸素に対抗する「抗酸化力」を高めるしかありません。

ここで紹介する「アサリたっぷりトマトスープ」は、**活性酸素に対抗する最強のスープ**です。

メイン材料になるトマトに豊富なリコピンは、活性酸素に対抗する抗酸化力が強烈に高い成分。紫外線による**シミを打ち消す力があらゆる成分の中でナンバーワン**です。

アサリは、活性酸素を退治する酵素をつくる鉄が豊富です。この酵素がしっかり働くことで、活性酸素が除去されるのです。

重要なのは、「殻つきアサリより、水煮缶のアサリを選ぶ」こと。殻つきアサリよりも**水煮缶のほうが、コンパクトに大量の鉄が補給できる**からです。トマトのリコピンとアサリの鉄のダブル効果で、シミ・ほくろを消すとともに、新しくできるのを防ぐのです。

「アサリたっぷりトマトスープ」は簡単で栄養を効率よく取れるレシピです。

鍋にエクストラヴァージンオリーブオイルを入れて、刻んだベーコンを2~3枚入れて炒めます。

そこにカットしたトマトの水煮缶、アサリの水煮缶、水、コンソメ1個を入れて中火で2~3分煮ます。

最後に、塩コショウで味を整えればできあがりです。

このスープのポイントは2つあります。

1つは、リコピンは油に溶ける成分なので、オリーブオイルやベーコンを使って吸収効率をよくしてあることです。

もう1つはスープにすることでアサリをたっぷり食べやすくなること。

シミ・ほくろを消したい、増やしたくない人にはイチオシのメニュー。

ぜひ食べてみてください。

## 3 飲んでもシワができないお酒は「赤ワイン」

赤ワイン――これは、飲んでもシワができない唯一のお酒です。

よく、「お酒を飲むとシワができる」といいますよね。

これは、本当です。その理由は、アルコールの利尿作用で体内の水分が不足し、肌のうるおいがドンドン減ってしまうからです。

そんな中で、唯一シワをつくらないのが赤ワイン。シワができないどころか、赤ワインを飲むと若返り効果も得られます。

**お酒が好きだけれど、シワが気になる人にはうってつけ**です。

肌には、うるおいやハリを支える3種類のうるおい成分があります。40歳をすぎると3種類のうるおい成分すべてが減ってしまい、シワができやすくなります。

この**3種類のうるおい成分が失われるのを防ぐことができるのは、赤ワインだけ**です。

赤ワインに、シワを防ぎ、肌を若くする効果があるのは、レスベラトロールという抗酸化物質の力です。レスベラトロールは、赤ワインの赤い色です。**赤ワインの若返りの秘密は、赤ワインだけにレスベラトロールが豊富だから**にほかなりません。

レスベラトロールには2つの若返り効果があります。

1つめは、**3種類のうるおい成分をまとめて減らないようにする力**があること。

2つめは、**活性酸素が引き起こす老化に対抗する力**があること。

これらは、ほかのお酒にはない、赤ワインだけにある若返り効果です。

「お酒を飲むなら赤ワインに限る」という理由が納得できたのではないでしょうか。

お酒を楽しむことはけっして悪いことではありません。肌の若返りには、お酒を楽しんでストレスを解消することも大切です。

ストレスは紫外線と同じぐらい、肌に老化を促す活性酸素をつくります。**ストレスが原因でシミができてしまうこともある**ほどです。

それに、ストレスがたまると余計な食欲が湧いて、太る原因にもなります。

ストレスが多い人にとって、お酒を飲むことは、よい気分転換になります。イライラしたり、落ち込んだりすれば、それだけで老け込んで見えるもの。そんなときこそ、お酒の力を上手に借りて、若返りに活かしましょう。赤ワインを楽しむだけで、気持ちまで明るくなり、見た目が一気に若返ります。

赤ワイン選びで重要なのは、**色が赤紫色であること**。この赤紫色こそ、レスベラトロールが豊富なことを示す色だからです。

甘口よりも辛口のほうが糖分が少なくてダイエット向きです。

飲む量は1日ワイングラス1杯（150〜180ミリリットル）が目安です。

とはいえ、ワインを楽しむときはもっと飲みたいですよね。一度にグラス3杯を飲んだら、次の2日は飲まない、として**1週間の平均が1日1杯程度**に収まるように調節すれば大丈夫です。

## お酒を飲むなら「赤ワイン」がおすすめ！

### 赤ワインの若返り成分

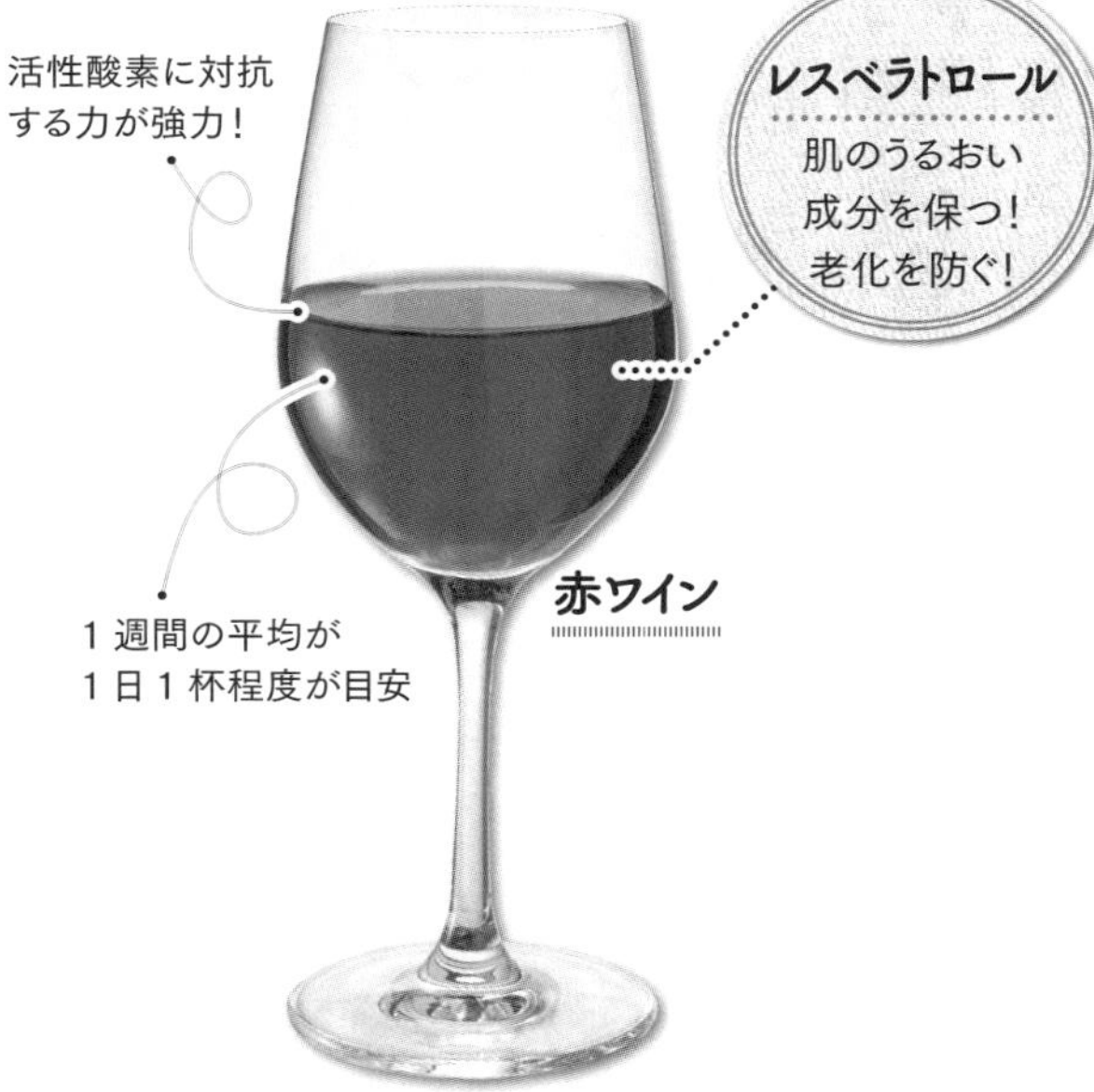
活性酸素に対抗
する力が強力！
レスベラトロール
肌のうるおい
成分を保つ！
老化を防ぐ！
赤ワイン
1 週間の平均が
1 日 1 杯程度が目安

### 選び方のコツ

- 赤紫色を選ぶ（レスベラトロールが豊富）。
- 甘口より辛口を選ぶ。

## 4 ゴボウが好きな人は、腸も肌も若くてきれい

食べれば食べるほど若くなる法——その秘訣は「腸をきれいにする」ことです。腸をきれいにすると、肌のうるおい成分や若返りに必要な栄養素の合成が活発になります。肌にうるおいとハリが出て、シワがきれいに消えていくのです。

40歳をすぎるとシワができやすくなる理由は、肌のうるおい成分が減ってしまうからです。

ただでさえシワができやすい環境になってしまうのに、そのうえ腸まで汚れていたとしたら、シワができないほうが不思議なほどです。

40歳をすぎたら、**食物繊維がたっぷりの「ゴボウ」**を食べて、つねに腸をきれいにしておきましょう。ゴボウには、便秘の解消・改善をして、下腹ポッコリを凹ま

せる効果もあります。

なぜ、腸をきれいにしておくことが重要かというと、腸内では、一部のビタミン類が合成されているからです。

注目すべきは、その中に、女性ホルモンの合成に欠かせないビタミン$B_6$が含まれていること。女性ホルモンには、うるおい成分を増やす働きがあるのです。

腸がきれいな状態であれば、ビタミン$B_6$がしっかりつくられるため、女性ホルモンも合成されやすくなります。女性ホルモンが十分につくられれば、その働きによって、うるおい成分が増えるという、**最高の「若返りサイクル」が生まれます**。

ところが、腸が汚れているとどうでしょう?

ビタミン類の合成がスムーズに行なわれなくなるため、女性ホルモンの合成が滞るようになります。当然、うるおい成分が不足するため、肌が乾燥してシワや肌荒れが起きる、といった最悪の「老化サイクル」ができてしまうわけです。

腸をきれいにすることが、若さを保つ秘訣なのです。

腸をきれいな状態にするうえで不可欠な栄養素が食物繊維。

食物繊維には、水に溶ける「水溶性食物繊維」と水に溶けない「不溶性食物繊維」の2種類があります。

ここが重要なのですが、不溶性食物繊維は、**腸内の有用菌を増やして腸内環境をよくする作用**があります。

じつは、ゴボウには、その不溶性食物繊維がしっかり含まれているのです。しかも、不溶性食物繊維が豊富なことで便通がよくなります。

不溶性食物繊維は、水分を吸収して数倍から数十倍にも膨れあがります。水分で膨らんだ不溶性食物繊維は、腸の働きを活発にします。腸にある**不要なものをからめとりながら、体外にするりと排泄**してくれるのです。

ゴボウを食べて、さらに水やお茶といった水分をとるだけで、便秘の解消や改善ができるのです。

便秘が解消されるにつれて、下腹のポッコリが凹んでいき、スタイルがみるみるよくなります。しかも、腸内がスッキリしてビタミン類の合成がスムーズになるという、若返りがドンドン進むよいサイクルが加速するのです。

食べ方のコツは、**ゴボウサラダで食べる**のがおすすめ。

ゴボウサラダは、マヨネーズで和えてあるので脂肪が入ってしまいますが、食物繊維をたっぷりとれるメリットのほうが大きいのです。

ゴボウを使った料理には、きんぴらゴボウがありますが、味が濃いので、ご飯が進んでしまうデメリットがあります。

食べるタイミングは夕食がおすすめです。

夕食を食べたあとは寝るだけ、つまり、活動量が少ない時間帯。食事の分量はあまり増やしたくありません。

その点、ゴボウは食物繊維が豊富なため、自然に噛む回数が増えます。噛む回数が増えると、軽めの分量でも食事の満足感はアップするため、食べすぎを防ぐことができるわけです。

ゴボウをたっぷり食べるだけでもダイエット効果があるので、ぜひ、試してみてください。

# 5 「かつおのたたき」は、小顔をつくる「理想の美顔食」

フェイスラインをスッキリさせる秘訣――それは「かつおを食べる」ことです。

かつおは、顔のたるみを抑えて、顔を若く見せるためにピッタリな食材。なぜなら、**かつおには顔が若返る栄養素が盛りだくさん**だからです。

40歳をすぎると、顔にたるみができて、フェイスラインが崩れやすくなります。

その理由は、40歳頃から、肌のハリを支えるうるおい成分が少なくなるから。

特に、女性の場合、「隠れ貧血（無自覚な鉄欠乏性貧血）」になっている人も少なくなく、それがもとで、顔がくすんで「老け顔」になってしまうという、ダブルパンチが起こりやすいのです。

フェイスラインが気になり出したら、ぜひ、かつおを食べてみてください。

かつおには、**ダイエット効果**もあります。ショウガやニンニクと一緒に組み合わせるとダイエット効果がさらにアップするので、おすすめです。


かつおは、肌細胞の材料になるタンパク質、ハリを取り戻すために必要な女性ホルモンの合成に必要なビタミン$B_6$、代謝を上げ、肌や髪、爪を若くするヨウ素、顔色をよくするための鉄……こうした、**若返り栄養素が豊富**です。

かつおは魚や肉類の中でもタンパク質が豊富な食品。タンパク質は食後のカロリーを体温として発散させる働きがあります。

つまり、かつおには、**食べたカロリーをため込まずに、発散してしまう**というダイエット効果があるのです。

ビタミン$B_6$は女性ホルモンの合成に欠かせない成分。女性ホルモンは、肌のハリを支えるうるおい成分をドンドンつくる働きを持っているのです。

ほかにも、かつおはビタミン$B_6$が豊富なことで、鉄と協力して鉄欠乏性貧血を防いでくれます。

鉄欠乏性貧血は自分では気づかないうちに進行していることがほとんどです。疲れた、だるい、朝が起きにくい……といった症状を起こすので「だらしない」などと自分を責めてしまいがち。

でも、ちょっと待ってください。その症状は、本当は鉄欠乏性貧血が原因かもしれないのです。

自覚症状がなかったとしても、貧血があると顔色が青黒くなります。チェックしてみてください。

そして、ぜひ、かつおを食べて貧血を解消し、若返りましょう。

ヨウ素は体の代謝をアップするので、やせやすい体をつくるのに貢献してくれます。特に、脂肪の燃焼をサポートするので、**体をスリムにして若返らせる効果が抜群**です。

また、ヨウ素は代謝を上げて、肌、髪、爪をつねに若い状態にしてくれます。

かつおの食べ方は、**「たたき」が最もおすすめ**です。

# 顔のたるみは「かつお」で抑える

## かつおの若返り成分

**タンパク質**
肌細胞の材料になる。

**鉄**
顔色をよくする。

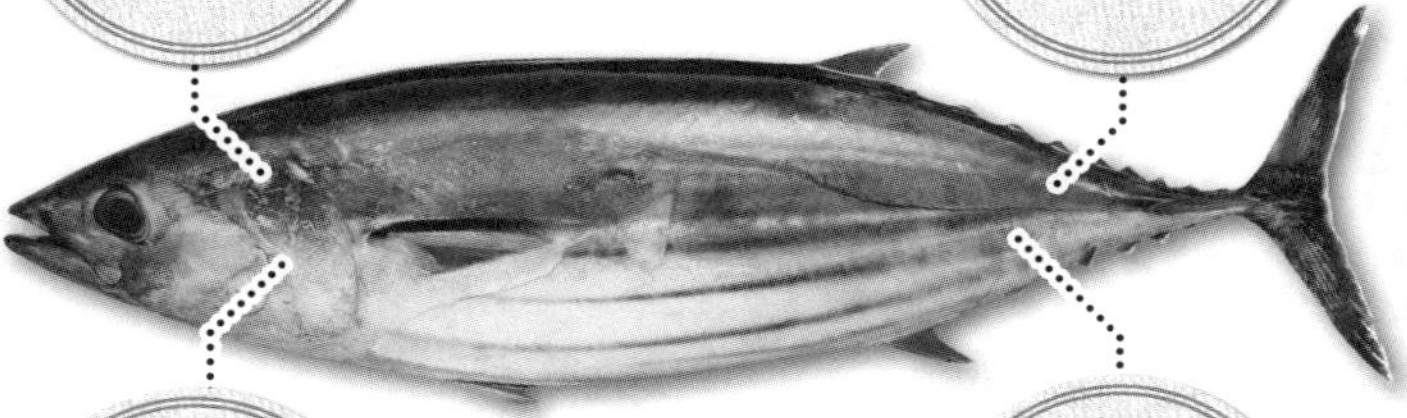

かつお

**ビタミン$B_6$**
女性ホルモンを合成するのに不可欠。

**ヨウ素**
体をスリムにして若返らせる！

## おすすめの食べ方

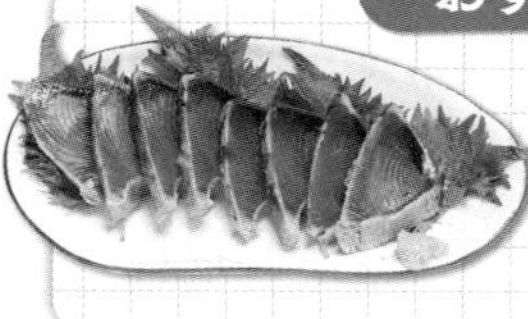

- 「たたき」が最もおすすめ。
- ショウガやニンニクと一緒に食べると、ダイエット効果アップ！

薬味としてつけ合わせるショウガとニンニクにダイエット効果があるからです。

ショウガの辛味成分である「ジンゲロール」は、老化を促す活性酸素に対抗する抗酸化物質の一種。

**ショウガの辛味が老化を抑えて若返らせてくれます。**

ニンニクはニオイ成分の「アリシン」が、糖質を分解するビタミン$B_1$の効果を最大限に引き出します。

糖質は食べすぎるとお腹周りの脂肪に変わってしまいます。ですから、かつおのたたきを食べるときは、薬味を忘れずに一緒に食べて若返りましょう。

## 6

# 気になる目尻の小ジワは「ナスの抗酸化力」で消す

笑うと気になる目尻の小ジワ——ナスを皮ごと食べると、気にならなくなります。

なぜなら、**ナスはシワの原因の活性酸素をやっつける**からです。

笑うと、目尻に小ジワができます。それ自体は自然なことですが、年を重ねるごとに、小ジワがくっきりと目立つようになるから、困ってしまいます。

シワができる原因の1つに、活性酸素の悪影響があります。

40歳をすぎると、体に老化を促す活性酸素がドンドンため込まれてしまいます。

肌は、体の中でも活性酸素のダメージを受けやすい部位。シワをつくらない、増やさないためには、「**いかに活性酸素を打ち消すか**」が肝心なのです。

そこで、抗酸化力が高く、活性酸素を打ち消す力が強い「ナス」の出番。

なぜ、ナスがよいのかは、ナス特有の紫色をつくる「ナスニン」という色素の効果です。

**ナスニンは皮に含まれていて、高い抗酸化力**を持っています。

しかも、ナスは約92%が水分。煮る、炒めるなどの調理をすると、カサがグンと減って量を多く食べることができます。ナスニンをたっぷり体に取り込むことで、シワの原因になる活性酸素を退治することができるのです。

ナスニンには、高い抗がん作用もあります。

がんの原因の1つに老化があるので、それを防ぐ意味でも、ナスは欠かせない食材といえます。

ナスを一度に食べる量は1~2個。ナスを食べるときは、思いっきり食べましょう。

ナスニンは水に溶けやすいので、さっと洗う程度にしておきます。切ってすぐに調理すればアクは気になりません。

# シワの原因は「ナス」で打ち消す！

## ナスの若返り成分

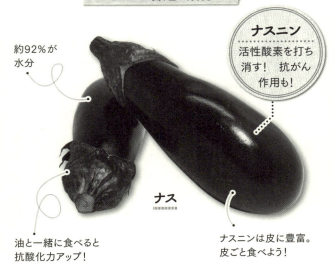

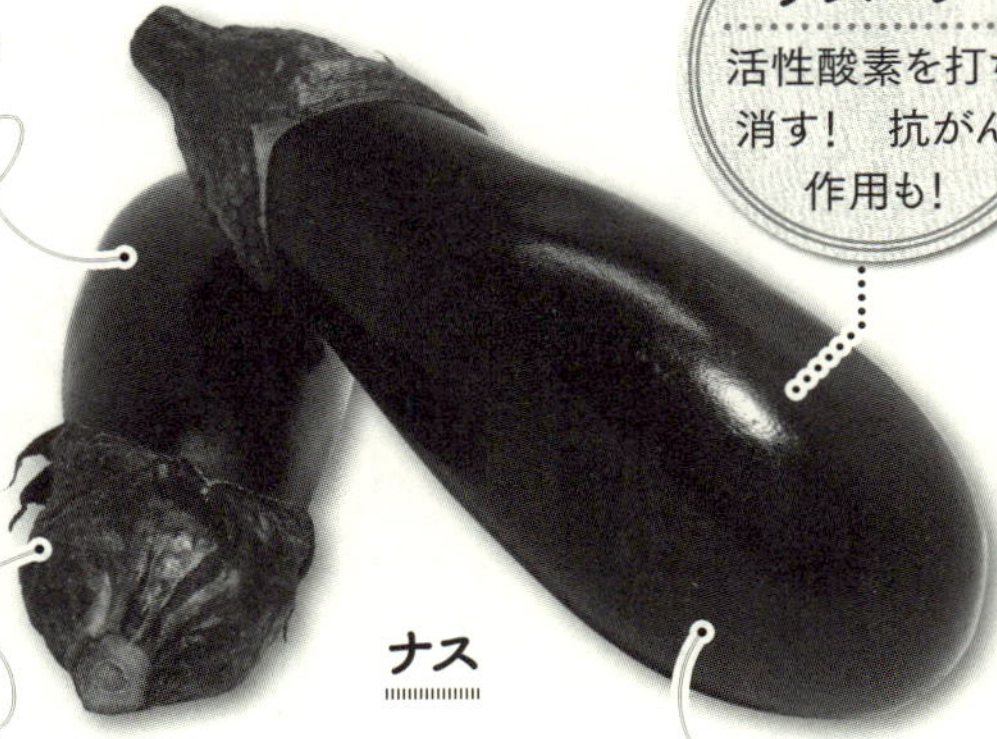

ナスニン
活性酸素を打ち消す！　抗がん作用も！
約92％が水分
ナス
油と一緒に食べると抗酸化力アップ！
ナスニンは皮に豊富。皮ごと食べよう！

## おすすめの食べ方

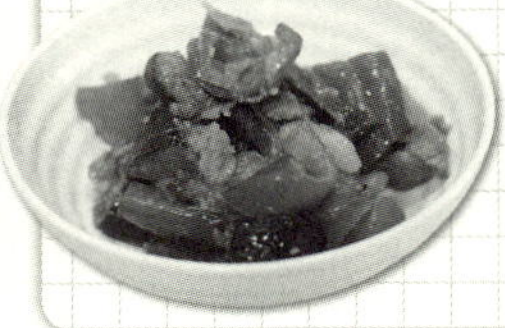

- 肉、赤ピーマンと炒める。
- タンパク質とビタミンCがとれるので、肌のうるおい成分を合成しやすくなる。

ナスニンは**油と一緒に食べると抗酸化作用が高まります**。炒め煮もよいですが、おすすめは、**ナス、肉類、赤ピーマンを一緒に炒める食べ方**です。

この3つを一緒に食べるとタンパク質とビタミンCが同時にとれるので、肌のうるおい成分を合成しやすくなります。うるおい成分が増えると、自然とシワは消えて肌にハリが戻ってきます。

ナスニンは皮にあります。ですから、**皮ごと食べることが重要**。

皮をむいてしまう焼きナスはNGです。皮ごと食べるといっても、漬け物は塩分のとりすぎになってしまうため、これもNGです。

どんな野菜であっても、漬け物は塩分が高いです。

塩分が多すぎると胃にダメージを与えて胃がんの原因になります。胃が若くないと、せっかくの若返り成分の吸収が悪くなるデメリットもあります。

胃を若返らすためにも漬け物は控えておきましょう。

7

# 顔のたるみをとるなら「牛肉ピーマン炒め」が速効！

お肉が大好きで野菜が苦手な人が、野菜をおいしく食べられる料理があります。

しかも、あごのラインがたるんで、ふっくらした**顔の輪郭をシャープにしてくれるスグレモノ**です。

そんな夢のような料理が、「牛肉ピーマン炒め」です。

日頃、野菜をあまり食べない人にこそ、ぜひ食べてほしい若返り料理です。

牛肉ピーマン炒めとは、その名の通り、牛ロース肉と緑ピーマンを炒めただけの簡単料理。しかし、これが顔のたるみ対策に大きな効果をもたらすのです。

なぜ、あごのラインや頬のまわりが丸くなって「たるんで」くるのでしょう。

前にも触れたように、40歳をすぎると顔のうるおい成分が急激に減ってくるからです。肌のハリは、うるおい成分が支えているのです。

逆にいえば、うるおい成分を補ってくれる食事をすれば、たるみは防げるということです。

うるおい成分をつくるためには、動物性タンパク質が欠かせません。さらには、ヘム鉄、亜鉛が必要です。これらの栄養素をまとめて全部持っているのが牛肉です。

牛肉は**「赤身のロースを選ぶ」**ことがポイント。

余分な脂肪をとらずに、しっかり鉄分を補うことができます。

牛肉に含まれるコレステロールは、細胞間脂質として肌の水分を逃がさない働きをします。亜鉛は、肌のハリを支えるコラーゲンなどうるおい成分をつくるために欠かせない栄養素です。

じつは、**亜鉛が豊富な食品というのは案外少ない**のです。その亜鉛がしっかりとれるのですから、それだけでも牛肉を食べる価値はあります。

緑ピーマンには、うるおい成分をつくるために必要で、なおかつ牛肉に欠けている栄養素がバッチリ入っています。

緑ピーマンには、ビタミンAのもとになるベータカロテンが豊富。**ベータカロテンは体にため込むことができる**ので、ドンドン食べておきたい食品です。

ビタミンAも亜鉛と同様にうるおい成分をつくるために欠かせません。

ベータカロテンは必要に応じてビタミンAに変化します。そのうえ、ベータカロテンは、シワの原因となる活性酸素に対抗する力もあります。

また、緑ピーマンには、うるおい成分を合成するために必要なビタミンCも含まれています。

ベータカロテンは、油と一緒に食べると吸収がよくなります。

逆に、ビタミンCは熱に弱い性質があります。

ですから、油でさっと炒めるのがおすすめです。

うるおい成分をつくるために必要なビタミンCは、消耗が激しい栄養素。なので

ピーマンは牛肉の2倍の量を使いましょう。

ちょっとしたおかずとしてなら、2人前で牛肉80グラム程度。緑ピーマンは7～

8個が目安。

緑ピーマンはナマでも食べられる野菜なので、手早く炒めましょう。

牛肉とピーマンの組み合わせといえば、これにタケノコを足した青椒肉絲（チンジャオロース）があります。

ですが、青椒肉絲では料理全体の量としてピーマンの割合が減ってしまいます。

ここは、あえて牛肉とピーマンというシンプルなメニューにしておきましょう。

8

# 若返り野菜・かぼちゃは「豚肉巻きで食べる」がベスト

若返りに必要なビタミンが一気にとれる――そんなお得な料理があります。

それは、「かぼちゃの豚肉巻き」です。

かぼちゃの豚肉巻きには、**肌をうるおわせてシワをつくらない成分がぐいぐい詰め込まれています。**

「かぼちゃの豚肉巻き」は、ビタミンたっぷりなうえに、かぼちゃの甘い味がします。この甘い味がポイント。

なぜなら、甘い味は、脳をリラックスさせてくれるからです。

よく、「ストレスがたまるとシワができる」といいますよね。これは本当です。

ストレスがたまると、体内に活性酸素が発生し、老化が加速します。それでシワができやすくなるのです。

だから、ストレスをため込んでしまう前に、かぼちゃの甘い味で、ストレスを発散してしまいましょう。すると、ストレスで老け込んでしまった肌も、見違えるように若返っていきます。

「そうはいっても、かぼちゃは糖質が多くて太るのでは？」

そんな疑問をお持ちの人もいるかもしれませんね。

安心してください。まったく問題ありません。

たしかに、かぼちゃは糖質が多いですが、**それを補って余りある若返り効果**があるのが、この「かぼちゃの豚肉巻き」なのです。

大切なことなので、何度も繰り返します。

シワができる原因のひとつに、肌のうるおい不足があります。特に、40歳をすぎるとうるおい成分が減ってきます。しかし、肌がうるおってハリが出れば、シワはできません。

そこで、うるおい成分をつくるために必要な栄養素を足して新しい肌をつくり、

## 「若返りビタミン」が一気にとれる料理

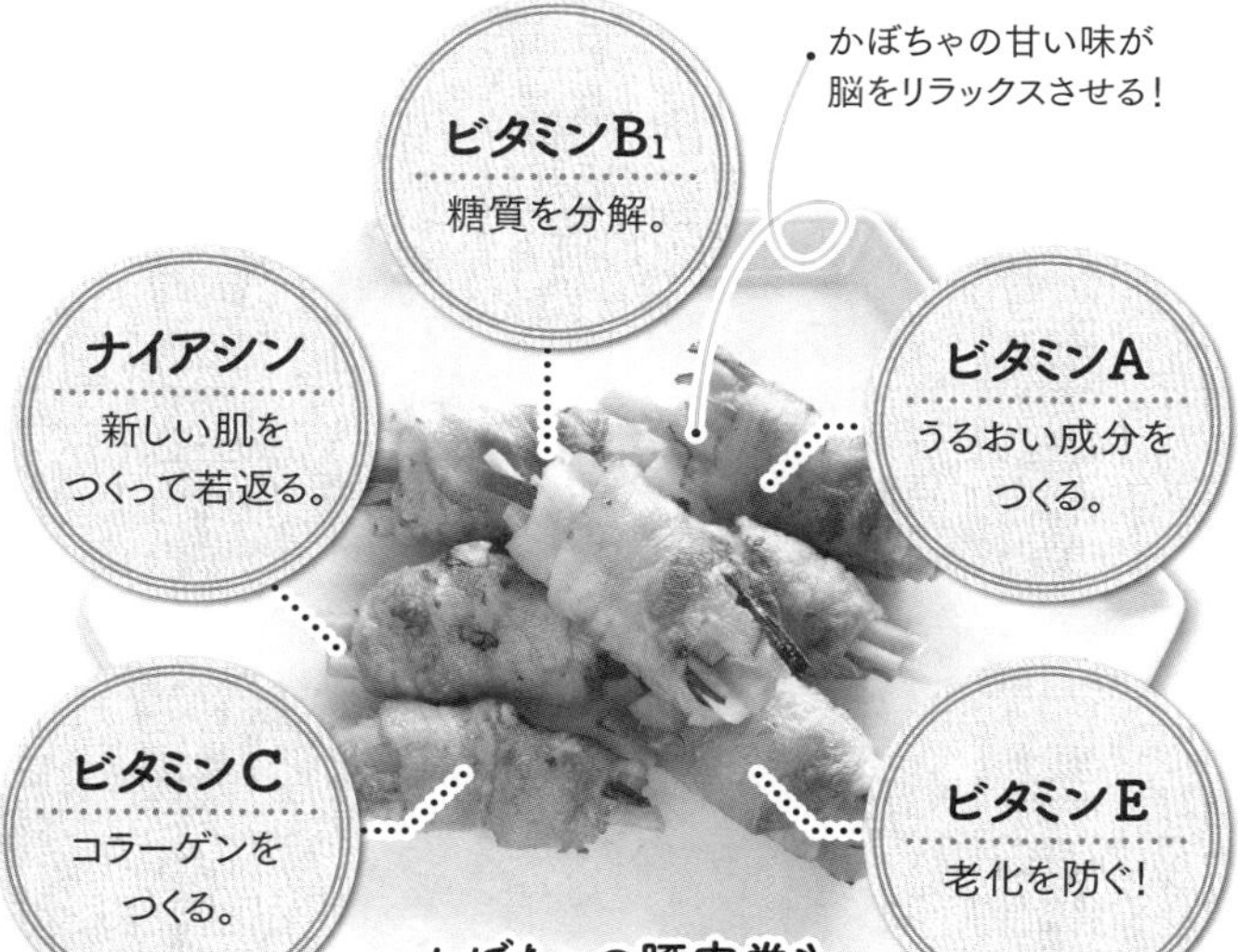
かぼちゃの甘い味が
脳をリラックスさせる！
ビタミンB1
糖質を分解。
ナイアシン
新しい肌を
つくって若返る。
ビタミンA
うるおい成分を
つくる。
ビタミンC
コラーゲンを
つくる。
ビタミンE
老化を防ぐ！

かぼちゃの豚肉巻き

### おすすめの食べ方

- かぼちゃ 1 切れに豚肉を 1 枚巻く。
- 植物油で焼けば完成！
- 塩味か甘辛味でどうぞ！

若返るのです。

かぼちゃには、**若返りに必要な「ビタミンA、C、E」が豊富**。この3つが同時に含まれている野菜はかぼちゃしかありません。

ビタミンAとビタミンCは、うるおい成分をつくるために必須の栄養素。なかでも、ビタミンAはうるおい成分を細胞レベルからつくり出すために欠かせません。

ビタミンAのおかげで若くてうるおった肌が生まれてくるのです。同時に、ビタミンAはシワをとってくれる効果があります。

ビタミンCは、うるおい成分であるコラーゲンを合成するために必要です。

しかも、**シミを薄くする効果**まであります。

ビタミンEは、体の老化を進める過酸化脂質から細胞を守る働きがあります。まさしく**若返りのビタミン**です。

ビタミンEは、ビタミンCと一緒にとることで若返り効果が高まります。ビタミンEは毛細血管の血行をよくするので、うるおい成分に必要な栄養素を体のすみずみまで届ける重要な役割も持っています。

しかも、3つのビタミン類はシワの原因になる活性酸素に対抗する「抗酸化力」が高い栄養素。

まさしく、**かぼちゃは若返りのためのスーパー野菜**なのです。

前述したように、かぼちゃは糖質が多い食材のため、ダイエット中は避けるという人も少なくありません。

しかし、同じぐらい甘いスイーツ類に比べ、かぼちゃは低脂肪で低カロリー。なんといっても、かぼちゃは野菜ですから、日頃の野菜不足にも貢献してくれます。

それに、甘味のあるかぼちゃを食べることで、かえって「甘いおやつを食べたい」という気持ちが紛れる効果もあります。

かぼちゃの甘味を食べることで、「甘味が食べたい気持ち」が満足できるのです。

しかも、かぼちゃはその甘味で余計な食欲やカロリーを抑えるダイエット効果を持っています。

このかぼちゃに、豚肉を組み合わせるのは、なぜだかわかりますか？

豚肉には、ビタミン$B_1$が豊富。ビタミン$B_1$は糖質を分解してエネルギーとして発散させる効果があります。つまり、かぼちゃの糖質を分解してくれるわけです。

しかも、豚肉にはビタミンB群の一種である**ナイアシン**が多く含まれています。ナイアシンは糖質、脂質を分解する働きがあるので、ここでもダイエット効果を発揮します。さらに、年齢とともに不足しがちな**女性ホルモンを増やすために欠かせない**栄養素。女性ホルモンがあると、肌のうるおい成分がつくり出されるのです。ナイアシンは、ビタミン$B_1$などが不足すると合成能力が落ちてしまいます。ですから、**豚肉は「ロース」**に限ります。

余分な脂肪をカットしつつ、ビタミン$B_1$とナイアシンを同時に多く含むのが「ロース」だからです。

かぼちゃは天ぷらをつくるときのように薄切りにします。1人4〜5枚が目安。かぼちゃ1切れに豚肉を1枚巻き、フライパンで焼くだけ。植物油にはビタミンEが豊富です。塩味、あるいは甘辛味で味つけをすれば完成。

簡単なのに、シワをつくらないミラクルメニューです。

## 9
# 疲れた顔をシャキッとさせる「簡単！　アスパラ料理」

「疲れた顔」を素早くリフレッシュさせる――そんな魔法のような料理があります。

「グリーンアスパラガスとエビの塩味炒め」です。

エクストラヴァージンオリーブオイルで、斜め細切りにしたグリーンアスパラガスとエビを塩味で炒めただけの簡単料理です。

このメニューが「疲れ顔」「疲れシワ」になるのを防ぎ、**スッキリと若い顔に戻してくれます。**

カロリーの低いダイエットメニューとしても最適です。

そもそも、なぜ顔が疲れて見えるのでしょうか？

30歳をすぎると老化が始まるため、疲れが十分に回復できずに、翌日に持ち越されやすくなるからです。

特に、お酒やディナーを楽しんだ日は、内臓が疲れています。すると翌日には、げっそりとやつれた顔になってしまうのです。

つまり、疲れ顔を防ぐには、疲労回復がスムーズに行なわれるように、食事でサポートする必要があるということ。ここで紹介するメニューは、疲労回復食としても優れた一品です。

**グリーンアスパラガスを食べれば食べるほど疲れにくい若い体になります。**

なぜなら、グリーンアスパラガスには、**スタミナ強化に欠かせないアスパラギン酸が豊富**だから。アスパラギン酸はアミノ酸の一種です。

アスパラギン酸は、栄養ドリンク剤にも使われているほど疲労回復に絶大な効果を持っています。

しかも、カリウム、マグネシウム、カルシウムを全身に運ぶ作用があります。この3つが不足すると頭痛や肩こり、足のつりを起こしやすくなります。

つまりグリーンアスパラガスは、体や内臓の疲れをしっかり癒やして体を若返らせてくれるのです。

しかもグリーンアスパラガスには、ベータカロテンが豊富です。ベータカロテンは老化を促す活性酸素の悪さを消す働きを持っています。ベータカロテンは必要に応じてビタミンAに変化します。ビタミンAには肌を若くさせる働きがあります。

体内でベータカロテンが**余ったとしても、体に貯金できます**。ですから「グリーンアスパラガスとエビの塩味炒め」を食べるときは、エビに対してグリーンアスパラガスが2倍の量を使い、たっぷり食べてください。たくさん貯金されたベータカロテンが、ドンドン活性酸素を消していきます。

さらにグリーンアスパラガスは葉酸が豊富。葉酸の構成成分であるパラアミノ安息香酸は**シワを予防する働き**があります。ですからグリーンアスパラガスを食べることで顔が若返るのです。

エビは低脂肪、低カロリーでタンパク質が豊富です。

タンパク質は肌の細胞をはじめ、肌のうるおい成分の材料になります。亜鉛も多いので、**うるおい成分をつくり、維持する**ことに役立ちます。うるおい成分が十分にあると、シワやたるみができません。

しかもエビには、糖質を分解するビタミン$B_1$、脂肪を燃焼させるビタミン$B_2$も多く含まれています。体の代謝を活発にして、**ダイエットにも向いている**食材です。

この料理の若返り効果をさらに引き出すコツは2つあります。

1つは、油で炒めることによってグリーンアスパラガスのベータカロテンの吸収効率がアップすること。味つけをシンプルに塩味にすることで、余分なカロリーをとらずにすみます。

もう1つは、旬のグリーンアスパラガスを使うことです。

旬は春～夏にかけて。グリーンの色が濃く、穂先がしまって、なるべくまっすぐなものを選びましょう。**旬のものは栄養成分が最も豊富**に含まれています。

緑色が濃くなっているのは、ポリフェノールの一種であるクロロフィルがたっぷりになっている証拠。クロロフィルにも抗酸化作用があります。

旬のものを食べるほど、ベータカロテンとクロロフィルのダブル効果で若返り効果が高まります。

4
章

# おいしく食べて「肌と顔のトラブル」解消！

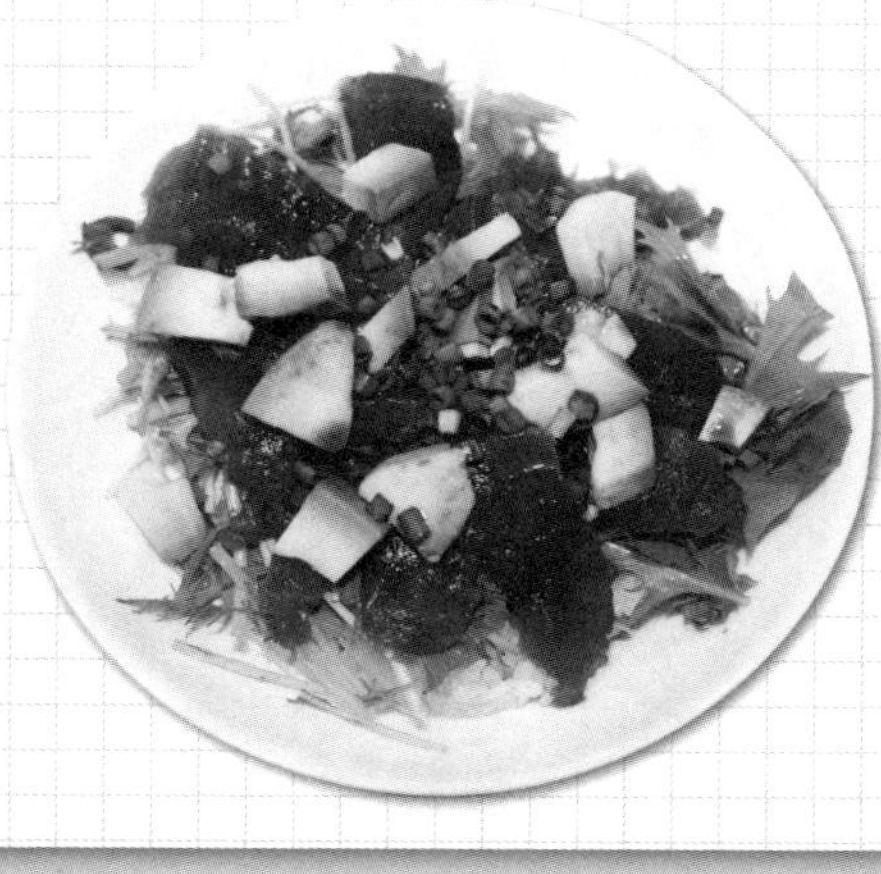

1

# 「キャベツ」は、世界一簡単な肌荒れの特効薬！

中高年女性の肌荒れを防ぐ方法——それは、キャベツを食べることです。それだけで、肌が若返って素肌に自信が持てるようになります。キャベツは**水分が約96％なので、食べても食べても太りません**。キャベツは肌荒れ対策だけでなく、ダイエット効果もあるのです。

肌荒れの原因はいくつかありますが、キャベツが効果を発揮するのは次の3つ。

1、食べすぎ。
2、腸内環境の悪化。
3、ストレス。

体内に余分な糖質や脂肪があると、肌は老化して荒れてしまいます。

その点、キャベツはほとんどが水分ですから、食べすぎの心配はいりません。むしろ、積極的に食べることで、**余計な食欲を打ち消すことができる**のです。

腸内環境の悪化といわれても、腸内を目で見ることはできませんよね。

そこで、**腸内環境のよしあしの目安になるのが便**です。

バナナ状で、味噌ぐらいの固さの便が1～2日に1回出れば、腸内環境はバッチリです。しかし、便秘、固くて粒状である、力をいれないと出ない、下痢という状態であるなら赤信号。

そこでキャベツの出番です。

キャベツには食物繊維が豊富。キャベツに含まれる不溶性食物繊維は、便を柔らかくしてカサを増やして出やすくしてくれます。便秘の解消はお腹周りをスッキリさせる近道です。

しかも不溶性食物繊維は発がん物質や体に好ましくない物質を外に出す働きも持

っています。そうして腸をきれいにすることで、腸内環境が改善されるのです。腸内環境がよくなれば、腸内で合成されるビタミン類がしっかりできるようになります。ビタミンB群（ビタミン$B_1$、$B_2$、$B_6$、$B_{12}$、ナイアシン、パントテン酸、葉酸、ビオチンの8種の総称）のほとんどがつくり出されます。

腸内で合成されるビタミンB群の仲間たちは糖質、脂質を分解し、肌の老化にストップをかけ、湿疹やアレルギー性の肌荒れを防ぎます。

ビタミンB群が不足すると、ニキビ、吹き出物ができる原因になります。

つまり、腸内環境をよくすると、**美肌とダイエット効果が一気に得られる**のです。食物繊維を食べると、自然に噛む回数が増えるため、食事量を少なくしても満足感を得やすくなります。

そうした点からも、**キャベツは、ダイエットにぴったりな食材**なのです。

便秘や下痢、肌荒れはストレスで起きることもあります。でも、キャベツには、ストレスに対抗する力を持つビタミンCが豊富。

## 肌の若返りには「キャベツ」！

### キャベツが効果的な３つの理由

1、食べすぎを防ぐ。

2、腸内環境をよくする。

3、ストレスに対抗する。

### キャベツの若返り成分

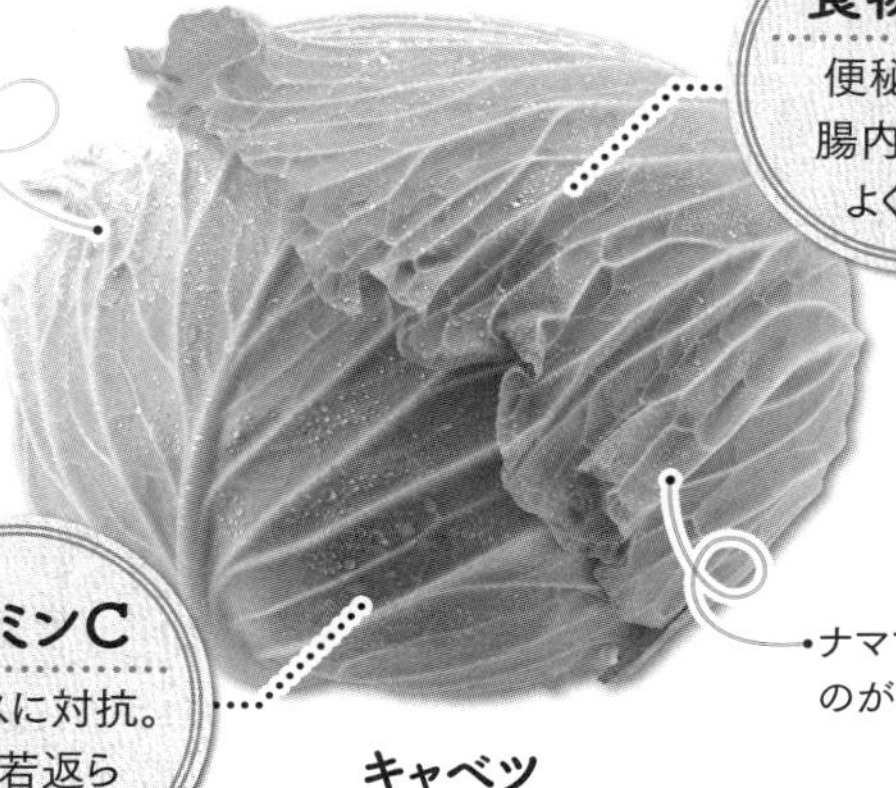

約96％が水分
食物繊維
便秘解消！腸内環境をよくする。
ビタミンC
ストレスに対抗。肌を若返らせる！
ナマで食べるのが一番！


キャベツ

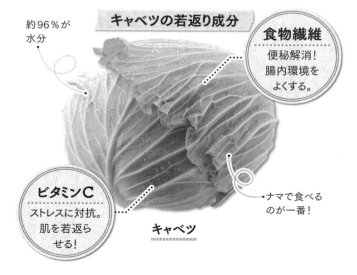

キャベツは、食物繊維とビタミンCのダブル効果で、肌を若返らせるのです。

ビタミンCはシミを薄くし、肌のうるおい成分であるコラーゲンを体内で合成するために欠かせない栄養素。

ただ残念なことに、ビタミンCは若返りに必要な役割が多いために消耗が激しいのも事実。なおさらたくさんとりたい栄養素なのです。

ビタミンCは熱に弱いため、**キャベツは「ナマ」で食べるのが一番**。

一度に食べる量は70グラムが目安です。

そして、ぜひ、ドレッシングを使って食べてください。

ドレッシングは、**ノンオイルより普通のもの**がおすすめです。

ノンオイルドレッシングは脂肪がほとんどないのでダイエット向きのように思えますが、じつは糖分が多めなのです。

肌のツヤを保つためにもある程度の脂肪は必要なので、普通のドレッシングを使いましょう。

マヨネーズは消化吸収のよい脂肪なので、避けてください。

# 2 週1回のコンニャクで「うるおい肌」をキープ

「うるおい肌」をキープしたい——それなら、コンニャクをたっぷり食べましょう。それだけで、何かと乾燥しがちな肌が、ピチピチしたうるおいたっぷりの肌に生まれ変わるのです。

そもそも、なぜ年をとると、肌が乾燥しやすくなり、うるおいを失ってしまうのでしょうか？

一番の原因は、40歳頃から、肌の新陳代謝が落ちるから。

肌の表面には、角質層という細胞の層があります。この角質層には水分が含まれています。じつは、この**角質層の水分こそが、肌のうるおいの正体**です。

ところが困ったことに、この水分は蒸発しやすい、という欠点があります。

通常、角質層の水分は**肌がうるおっている人であれば30％くらい**になります。この比率が30％以下になったのが、いわゆる「乾燥肌」です。

角質層には細胞と細胞の隙間をうめる「セラミド」という脂質があります。セラミドは角質層の水分量の50％を占めています。特筆すべきは、セラミドには、角質層にある水分が蒸発するのを防ぐ働きがあること。

つまり、**うるおい肌をキープするためには、セラミドが絶対に欠かせない**のです。

ところが、40歳頃から肌の新陳代謝が落ち始め、50歳になるとセラミドの量が20歳の頃に比べて、およそ半分に減ってしまいます。

40歳をすぎると、肌からうるおいがどんどん失われるのは、そのためです。

だから、うるおい肌をキープするためには、セラミドを補給すればいいのです。

もうおわかりのように、コンニャクは、セラミドを補給するのに最適な食材。

コンニャクにはセラミドの原料になるグリコシルセラミドがたっぷり含まれているからです。

## コンニャクは「黒いもの」を選ぼう

### おすすめの食べ方

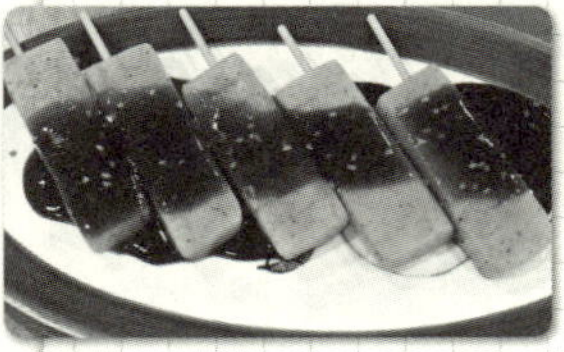

**【田楽】**

- コンニャクをゆでて、味噌を塗って食べましょう。
- コンニャクの量の目安は、1週間で約300グラム(1袋)。田楽やコンニャクステーキなら、1度に食べられますね。

### コンニャクの若返り成分

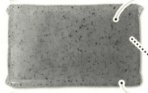

・色は「黒いもの」を選ぶ!

**グリコシルセラミド**

うるおい肌をキープ!

コンニャク

・原材料は「生いも」がおすすめ!

### おすすめの食べ方

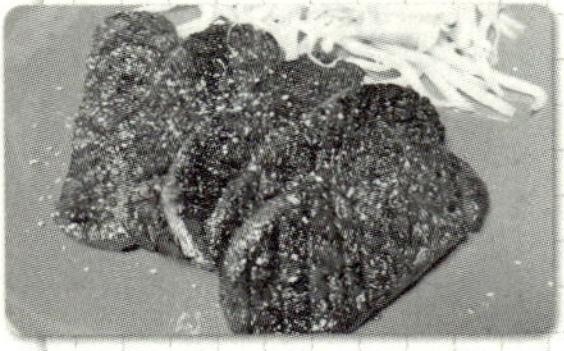

**【コンニャクステーキ】**

- 板コンニャクをフライパンで焼く。
- 「塩コショウ味」「塩コショウ＋七味唐辛子味」「おろしニンニク＋しょうゆ＋食べるラー油」などでどうぞ。

グリコシルセラミドは、米や小麦などにも含まれています。それでも、**コンニャクをおすすめする理由は、グリコシルセラミドの量が飛び抜けて豊富**だからです。

コンニャクは、板コンニャクでも糸コンニャクでも構いません。ただし、**色はなるだけ「黒いもの」**がよいでしょう。

コンニャクの「黒い部分」は、原材料である「こんにゃくいも」の皮の色です。じつは、グリコシルセラミドは「こんにゃくいも」の皮に多く含まれているのです。

ですから、コンニャクを買うときは、コンニャクの色を比べるだけでなく、包装に表示されてある原材料を必ず確認してください。

こんにゃくいもの原材料には、「乾燥（粉）いも」と「生いも」の2種類がありますが、**おすすめは、断然「生いも」**。なぜなら、グリコシルセラミドが大量に含まれているからです。というのも、皮が含まれているのは「生いも」だけだから。「乾燥（粉）いも」は皮をむいて乾燥させたものなので、皮が含まれていません。

食べる量は、**1週間で約300グラム（1袋）程度**が目安です。

コンニャクをたっぷり食べるコツは、コンニャクがメインのメニューにすること。

たとえば、**田楽**（ゆでたコンニャクに味噌を塗ったもの）や、**コンニャクステーキ**にすると、一度に1丁（1袋）を食べることができます。

コンニャクステーキは、板コンニャクをフライパンで焼き、塩コショウ味や「塩コショウ＋七味唐辛子味」「おろしニンニク＋しょうゆ＋食べるラー油」で味をつけるなどがあります。味を濃いめにするのが、おいしく食べるコツ。

これなら、**週に一度食べるだけで十分**です。

板コンニャクを一口大にカットして油で炒め、削りかつおとしょうゆで味つけした土佐煮、唐辛子としょうゆで味つけしたピリ辛煮、糸コンニャクできんぴらにする、というような料理なら、一度に150グラム以上食べることができます。

これなら、1週間に2回以上食べるのがいいでしょう。

コンニャクは低カロリーのため、たくさん食べても太りません。うるおいたっぷりの肌になるだけでなく、ダイエット効果も大きい点は、女性の心強い味方です。

肌だけでなく体型も若くなる——。そのためにも、3カ月間を目標に、「週に1回、夕食でコンニャクを食べる」を習慣にしてみてください。

## 3 冬の「乾燥肌」には、「1日1個のみかん」が効く

冬の乾燥した空気から肌を守る法——それは、1日1個みかんを食べることです。それだけで、乾燥肌になるのを防ぎ、うるおいたっぷりのピチピチ肌になります。

冬になると手や唇がカサカサになるなど、肌が乾燥して硬くなります。これは**冬の乾燥した空気が、肌の角質層の水分を蒸発させてしまう**からです。前にも触れたように、角質層にある水分は、肌のうるおいそのもの。ただ、この角質層の水分は、蒸発しやすいという欠点があります。

ただでさえ蒸発しやすい角質層の水分が、冬の乾燥した空気にさらされて、余計に失われやすくなります。

室内にいれば、寒さはしのげますが、今度は、エアコンの暖気が容赦なく空気を乾燥させます。

冬は、屋外でも室内でも、乾燥から逃げられない環境になるのです。

そんな「乾燥地獄」からあなたを守り、ピチピチ肌にしてくれる食材が、冬の果物・みかんです。

みかんが乾燥に抜群の強さを発揮する秘密は、その色素にあります。専門的には、みかんの色素を**「ベータクリプトキサンチン」**といいます。天然に存在するカロテノイド色素の一つです。

ベータクリプトキサンチンは、体内で必要に応じてビタミンAに変化します。ビタミンAは、**角質層の水分を守るうえで必須の栄養素**。肌の柔らかさを維持するためにも必要です。

ことさらみかんをおすすめする理由は、あらゆる食品の中で、ベータクリプトキサンチンが一番豊富だから。たとえば、同じ柑橘系の果物で比べてみると、みかんは**オレンジより約19倍もベータクリプトキサンチンの量が多い**のです（みかん1個

80グラムで1440マイクログラム、オレンジ2分の1個60グラムで78マイクログラム、ニンジン30グラムでゼロ)。

みかんは、**ナマで食べるのが一番**です。ベータクリプトキサンチンをたっぷり吸収できるからです。缶詰の場合、みかん1個と同じ量(80グラム)で、ベータクリプトキサンチンが512マイクログラムと、約3分の1に減ってしまうのです。

量の目安は、1日1個を毎日、あるいは週に5回ぐらい食べれば十分です。まとめて食べるなら、1日3個程度。平均して週7個ぐらいが目安です。

みかんを一度に食べすぎると手やかかとが黄色くなることがあります。これはみかんに含まれるベータカロテンの影響です。病気ではありませんので心配ありません。しばらく食べるのをやめると、自然と消えて元通りになります。

みかんを箱買いして、毎日欠かさず食べる人は、間違いなく見た目が若いといえます。これは、**買い置きをしてみかんを切らさないことに秘訣がある**からです。

もし食べきるスピードが間に合わない場合は、皮つきのまま丸ごと冷凍しましょう。冷凍みかんは、冬の室内であれば20分ほどで自然解凍ができます。

# 冬は「みかん」で若くなる!

## みかんの若返り成分

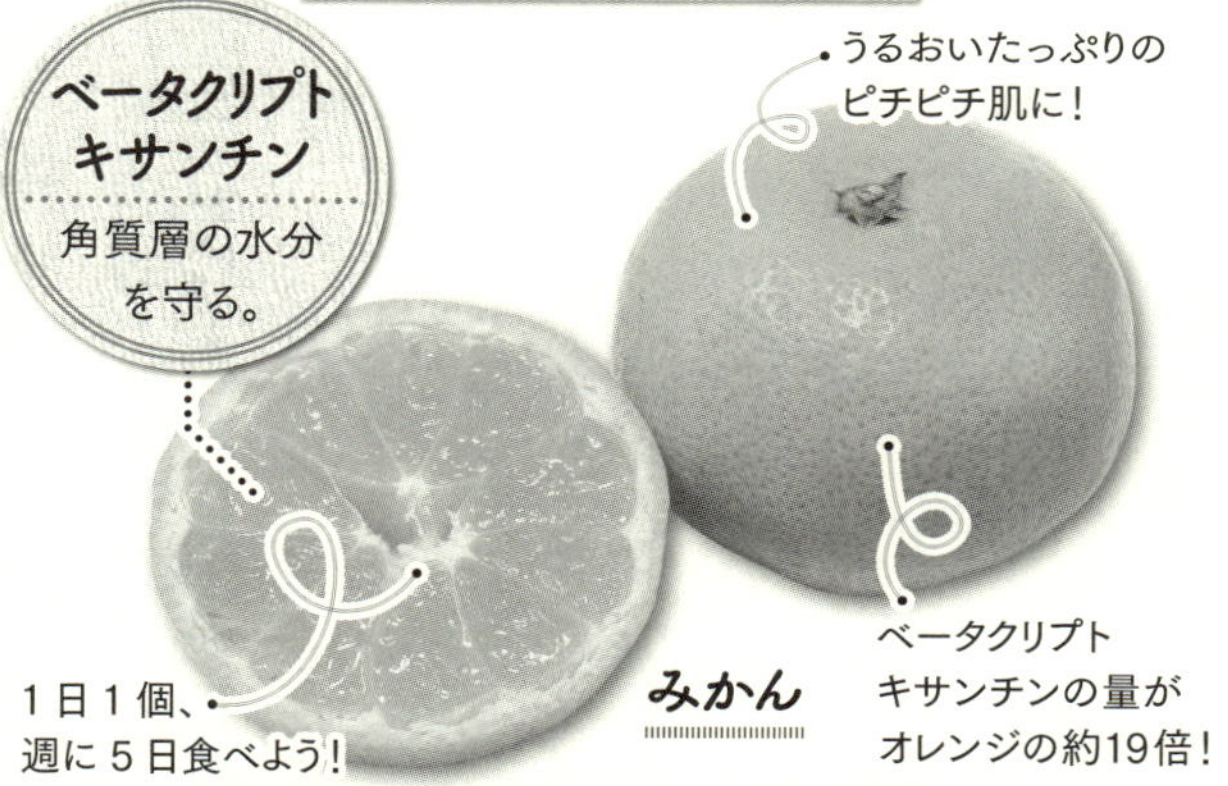

ベータクリプトキサンチン
角質層の水分を守る。
うるおいたっぷりのピチピチ肌に!
1日1個、週に5日食べよう!
みかん
ベータクリプトキサンチンの量がオレンジの約19倍!


### おすすめのみかんジュース

- くら寿司　「くらオリジナル温州みかんジュース」（濃縮還元）※店頭販売あり
  https://item.rakuten.co.jp/610kura/mikanjuice/
- JA 静岡　「果実の香り ぎゅっとみかん」（濃縮還元）
  http://www.ja-town.com/shop/g/g4301-0103/
- JA 和歌山　「JOIN　みかん。和歌山」（濃縮還元）
  https://item.rakuten.co.jp/agri-wakayama/mikankami1/#mikankami1

【ベータクリプトキサンチンの量】
100グラムあたり、1100マイクログラム。

お湯につける、あるいは、レンジで30～40秒温めて、半解凍の状態で食べてもいいですね。シャーベット感覚でおいしく食べられます。もちろん、ベータクリプトキサンチンの成分が失われることはありませんので、安心してください。

みかんがない季節には、**みかんジュース**（濃縮還元果汁100%。商品は前ページ図を参照）で代用できます。量はコップ1杯（200CC）を2日に1回程度が目安。これで、ベータクリプトキサンチンを2200マイクログラム摂取できます。ただ、みかんに似た**オレンジジュースはNG**です。果汁100%（濃縮還元）であってもベータクリプトキサンチンが104マイクログラムと、みかんジュースの約21分の1の量しか含まれていないからです。

食べるタイミングは、**夕食時がおすすめ**です。肌の細胞の新陳代謝に、睡眠中に活発になるからです。

かつては、どこの家庭でも、こたつに入ってみかんを食べる風景が見られました。最近は、エアコンや床暖房が主流となったからか、そうした風景をあまり見かけません。せっかくですから、もう一度、その習慣を見直してみてはいかがでしょう。

# 4 目の下のクマも「セロリ」でスッキリ！

朝起きたら目の下にクマがクッキリ！――大丈夫。セロリを食べれば解決します。セロリを食べれば、もう、**寝不足でクマができることもなくなります**。しかも、寝不足でむくんだ顔をスッキリさせる効果まであるので、大いに助かります。

そもそも、なぜ目の下にクマができるのでしょうか？

これは、睡眠不足はもちろん、睡眠不足による疲れ、ストレスが束になって目の周りの血流不足を引き起こすから。この３つの要素がクマをつくり、顔を老けさせてしまうのです。

セロリは、**クマをつくる悪の三大要素——睡眠不足、疲れ、ストレス——を一気に解消してくれる頼もしい食材**です。

クマを消すには、睡眠の質を向上させることが必要です。朝までグッスリと眠ることができれば、クマは自然と消えます。睡眠には、疲労回復だけでなく、ストレス解消効果もあるからです。熟睡することで、肌や体、脳まで一気に若返るのです。

なぜ、セロリがおすすめかといえば、**セロリほど心を休ませる効果を持つ食材はない**からです。

セロリは、安眠をもたらす食材。だから、セロリを食べると、睡眠不足が解消しやすくなり、クマに悩むこともなくなるわけです。

さて、セロリには独特の香りがあります。この香りにセロリの効能の秘密が隠されているのです。セロリ特有の主な香り成分は、「アピイン」といいます。アピインは、**自律神経をリラックスさせる効果**があります。

気持ちが不安定だと眠りにくくなったり、熟睡しにくくなりますが、アピインの効果によって気持ちがリラックスし、安眠しやすくなるのです。

## セロリで朝までグッスリ眠れる！

①睡眠不足

クマをつくる
悪の三大要素

②疲れ　　③ストレス

↓

**そこで、セロリの出番！**

### セロリの若返り成分

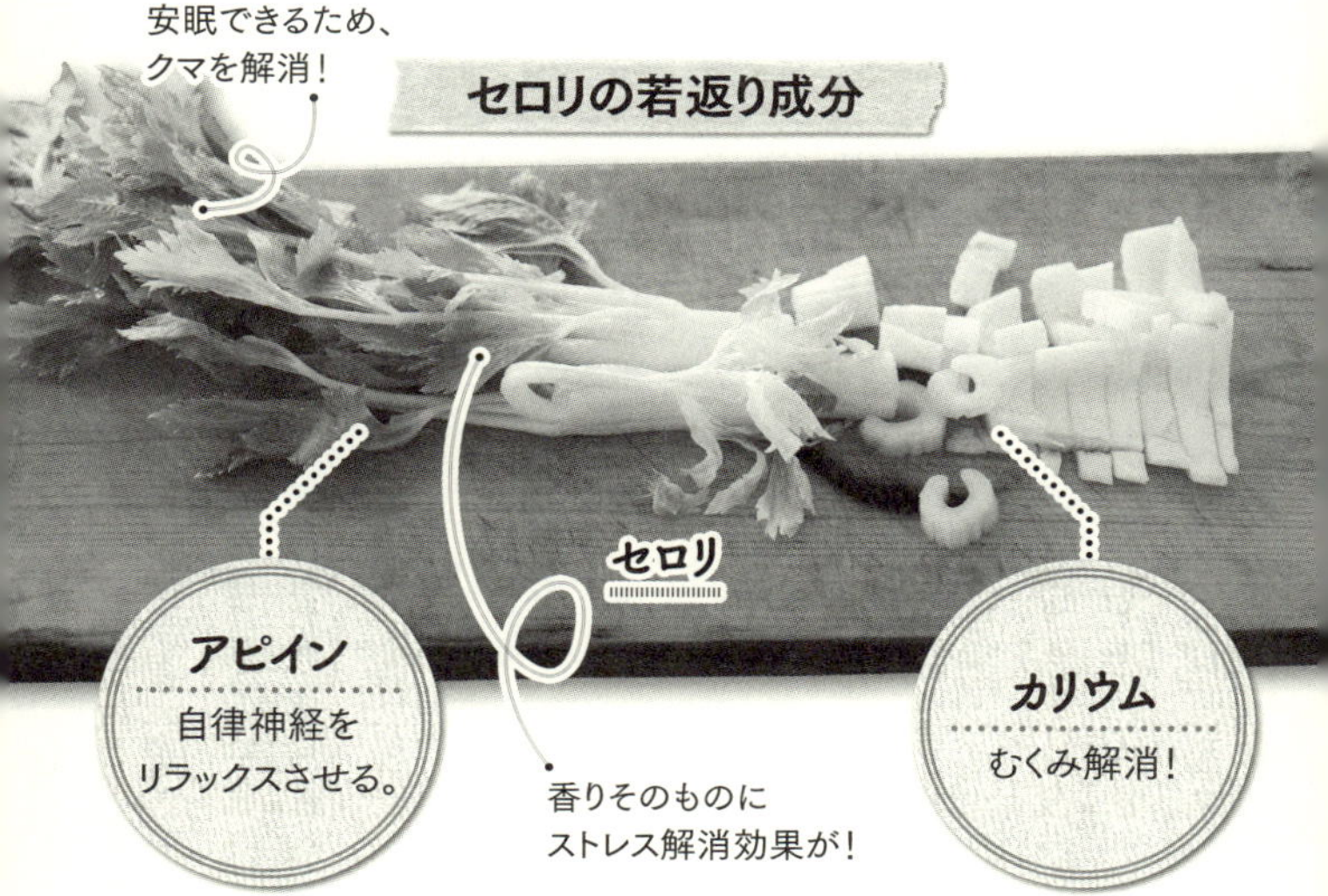
安眠できるため、
クマを解消！
セロリ
アピイン
自律神経を
リラックスさせる。
香りそのものに
ストレス解消効果が！
カリウム
むくみ解消！

セロリの香り成分アピインには、イライラや落ち込んだ気持ちを軽くする効果があります。つまり、**セロリの香りそのものにストレス解消効果がある**ということ。香り成分以外に豊富なのがカリウム。カリウムは体のむくみをとってくれる効果があります。**疲れてむくんだ顔をスッキリさせてくれる**のです。

セロリの香りを効率よく取り込むなら、葉も食べることです。

ただ、いくら香りに効果があると言われても、逆にその香りがダメな人も多いですね。そこで、ベーコン、鶏肉を一緒に炒めるのがおすすめです。

分量は、2人前でセロリ2本、鶏もも肉1枚、ベーコンを2～3枚が目安。

セロリは、ナマよりも加熱したほうが香りのクセがなくなります。ベーコンの香ばしい風味と鶏肉のうま味効果でぐっと食べやすくなるのです。

味つけはベーコンの塩味がでるので、軽めに塩を振るだけで完成。セロリを斜め薄切りにすると、セロリのスジも気にならなくなります。

## 5 イヤな「大人ニキビ」は、イワシで防げる！

「大人ニキビ」を予防する方法――それは、イワシを食べることです。

「大人ニキビの予防には、これしかない！」

そう言っても過言ではないほど、**イワシには大人ニキビに効果的な栄養素が詰まっています**。普段、あまりイワシを食べない人も、ぜひ、食べてみてください。イワシのパワーで若い肌をキープしましょう。

大人ニキビは1ミリでもできたらイヤなもの。なぜ、大人になっても、ニキビができるのでしょうか？

原因は3つありますが、食事やライフスタイルが大きく関係しています。

1、甘い物の食べすぎやストレスによって皮脂の分泌が増えること。
2、皮脂が増えたのに、分解に必要なビタミンB群が不足していること。
3、鉄が不足していること。

つまり、**食事を見直すことで予防、改善、さらには跡を残さないキレイな肌にすることが可能**なのです。

イワシにはビタミンB群が豊富です。ビタミンB群とはビタミン$B_1$、$B_2$、$B_6$、$B_{12}$、ナイアシン、パントテン酸、葉酸、ビオチンの8種の総称です。

もともと1つの食品にビタミンB群が豊富な食材は数が少ないのです。そのうえ、鉄が豊富となると、もうイワシしかありません。

特に、ビタミン$B_1$とビタミン$B_2$は 甘い物の食べすぎに対して効果を発揮します。なぜなら、甘い物に多い糖質と脂質を分解する力を持っているからです。

注意したいのが洋菓子です。糖質である砂糖をたっぷり使っているだけでなく、生クリームの乳脂肪が豊富なショートケーキ、チーズの乳脂肪が多いチーズケーキ、バタークリームを使っているモンブランなどは要注意です。

**ビタミン$B_6$は不足すると脂性肌になってしまいます。**

ナイアシンは皮膚のビタミンと呼ばれ、健康な肌づくりに必要です。ニキビ跡ができないようにするのにも欠かせません。

パントテン酸は抗ストレスホルモンの材料としてストレスが多い人にぴったりの栄養素。

口の周りにできる大人ニキビは鉄不足が原因です。イワシには吸収効率がよいヘム鉄が豊富なため、イワシを食べることで防ぐことができます。

**イワシの食べ方は、刺身が一番。**なぜなら、ビタミンB群には熱に弱い成分があるからです。

刺身が苦手な人には、煮魚がおすすめです。

イワシに豊富なEPA（エイコサペンタエン酸）、DHA（ドコサヘキサエン酸）は、アレルギー症状や炎症を抑える働きがあります。ただ、脂に含まれているので加熱すると煮汁に逃げてしまいます。身に煮汁をたっぷりつけて食べましょう。

6

# 「鶏むね肉とかぶの葉」は抜群の疲労回復食！

疲労回復アップにうってつけの料理――それが「鶏むね肉とかぶの葉炒め」です。

なぜなら、疲労回復の最先端は「鶏のむね肉」にあるからです。

30歳をすぎると睡眠だけでは疲れが抜けにくくなります。疲れを翌日に持ち越しやすくなるのです。

疲れがたまると、血行不良を引き起こします。目の下は皮膚が薄いため、滞った血液が黒ずんだように見えるのです。

**翌朝に引きずった疲れが、目の下のクマの正体**だったのです。

ということは、疲労回復を早くできれば、クマを消せるということ。

疲労回復が早くなれば、全身の若返りも早くなるという、うれしい相乗効果が得られます。

そこでおすすめしたいのが、「鶏むね肉とかぶの葉炒め」です。

疲労回復を早くすると同時に、活性酸素による老化を抑え、体を若返らせてくれます。

冒頭で、疲労回復の最先端は「鶏のむね肉」と述べたのは、いま、**疲労回復物質として注目されている「イミダペプチド」**が多く含まれているからです。

イミダペプチドは「渡り鳥がなぜ何百キロという長距離を延々と飛び続けることができるのか？」という研究から見いだされた成分です。活性酸素による老化にブレーキをかける働きを持っています。

かぶの葉は捨ててしまう人が多いようですが、じつにもったいない。

なぜなら、**かぶの葉は、ベータカロテンが豊富な立派な緑黄色野菜**だからです。

ベータカロテンは、活性酸素による老化を強力に抑える抗酸化物質です。

「鶏むね肉とかぶの葉炒め」のつくり方は簡単。

2人前で鶏むね肉200グラムを細切りにし、刻んだかぶの葉2~3株分、刻んだベーコン2~3枚を加えてフライパンで炒めて塩味をつければ完成です。

何度も触れているように、ベータカロテンは油に溶ける成分なので油で炒めると吸収効率がよくなります。

かぶの葉には、ビタミンCが豊富。**ビタミンCも疲労やストレスを軽くする**効果を持っています。

ですから、疲労回復に**鶏むね肉とかぶの葉の相性は抜群**なのです。

ただし、ビタミンCは熱に弱い成分。鶏むね肉に火が入ったら、かぶの葉とベーコンを入れてサッと炒めるのがコツです。

1日の疲れを癒やすために夕食に食べるのがおすすめです。

## 7 二日酔いの肌をリフレッシュさせる「サバの効能」

二日酔いの疲れを一気に解消する食材――それがサバです。

二日酔いになると、頭痛はするし、吐き気もするしで、気分は最悪です。しかも、二日酔いの疲れは、すぐに肌に現れます。

アルコールの利尿作用で、体内の水分が不足してしまい、肌が乾燥してカサカサ。それが原因でシワができやすくなります。

顔色は青白く、目の下にはクマがくっきり。

たった1日で、悲鳴を上げたくなるほど、見た目を老け込ませる。それが、二日酔いの疲れなのです。

鏡に映った自分を見たら、ショックを受けること間違いなし。おまけに、余分な贅肉がつきやすい危険な状態になります。

せめて、見た目の若さだけでも、すぐに取り戻したいですよね。

そこで、魔法の食材・サバの出番。

サバは、若返りとダイエット、脂肪肝の予防、血液サラサラ効果までであります。

サバには、なんと5つもの若返り効果があります。


1つめは、ビタミン$B_1$が多いこと。

ビタミン$B_1$が豊富にあると、体にたまったお酒の分解が早くなります。つまり、**二日酔いを早く解消してくれる**のです。

2つめは、ビタミン$B_2$が豊富なこと。

ビタミン$B_2$は肉の食べすぎでできる老化物質・過酸化脂質を分解します。しかもビタミン$B_2$は脂肪の燃焼を助け、**肉の脂を燃やすダイエット効果**があるのです。

3つめは、皮膚トラブルを予防するビタミン$B_6$が多く含まれていること。

ビタミン$B_2$とのダブル効果で、肉の食べすぎやお酒の飲みすぎでできる「大人ニキビ」や肌荒れを起こさないようにしてくれます。

しかも、ビタミン$B_6$はお酒の飲みすぎで「肝臓に脂肪がつく」ことを予防してくれるのです。

お酒は飲みすぎると老化が進んでしまうので、サバでストップをかけてしまいましょう。

4つめは、ナイアシンが豊富なこと。

ナイアシンは二日酔いの原因であり、二日酔いによる頭痛の原因である**アセトアルデヒドの分解**をします。お酒を飲む人ほど、しっかりとっておきたい成分です。

5つめは、EPA（エイコサペンタエン酸）とDHA（ドコサヘキサエン酸）が豊富なこと。

この2つの成分が脂肪でドロドロになった**血液をサラサラに若返らせます**。

これだけ多くの若返りの要素を持った食品は、ほかにほとんどありません。

しかも、サバは年中食べられるという大きなメリットもあります。

食べ方は、**シンプルに塩焼きが一番**です。一度にたくさん食べやすいからです。焼くのが面倒であれば「サバの味噌煮缶」を使ってみてもいいでしょう。味噌煮缶はサバの骨まで柔らかくし、おいしく仕上がっているので、たまに食べるならOKです。

気をつけたいのは、竜田揚げなどのフライです。フライにすると、せっかくのEPAやDHAが揚げ油に逃げてしまうのです。**若返りにフライは禁物**。避けておきましょう。

量の目安は、一度に1切れ（約80グラム）、もしくは2分の1缶は食べましょう。週に2～3回程度が目安です。

新陳代謝が急激に低下する40歳をすぎたら、日常の習慣としてサバを食べ続けることをおすすめします。

8

# 「まぐろ＋アボカド」で顔のくすみがスッキリ消える

肌の透明感を高める秘密の料理――それは「まぐろとアボカドのサラダ」です。

顔がくすんでしまう原因は3つあります。

1、20代後半から、顔全体に肌色を黒くするメラニン色素が沈着し始めること。

2、血行不良によって、顔色に赤みが不足すること。

3、肌の新陳代謝が低下すること。

この**3つの悩みを一気に解決する**のが「まぐろとアボカドのサラダ」です。

マグロは吸収効率のよい鉄分が豊富。顔色を悪くする「隠れ貧血（無自覚な鉄欠乏性貧血)」を改善します。

しかも鉄は、メラニン色素ができる原因になる活性酸素を消す酵素の材料にもなります。**肌の色を白くするためには鉄の不足は厳禁**です。

さらに赤身のマグロにはセレンが含まれています。**セレンは若返りに欠かせない**栄養素。セレンは老化を促す活性酸素や過酸化脂質の働きをストップさせる酵素をつくるのです。

アボカドに豊富なビタミンEは、活性酸素がメラニン色素をつくるのを強力に打ち消す作用を持っています。しかも毛細血管の血行をよくします。

この作用によって、**くすみがある部分の血行がよくなり**、顔色に赤みがさしてきます。しかも、ビタミンEは**肌細胞の老化をストップ**させる働きもあります。また、ビタミンEはセレンの働きをアップさせます。

意外なことに、アボカドには食物繊維が豊富。

前述したように、食物繊維には不溶性と水溶性の2種類があります。アボカドは両方の食物繊維がたっぷりあり、腸内環境を改善する効果が高い食材です。

## 顔を若返らせるおすすめ料理

顔のくすみをスッキリ消す！

「まぐろとアボカドのサラダ」の若返り成分

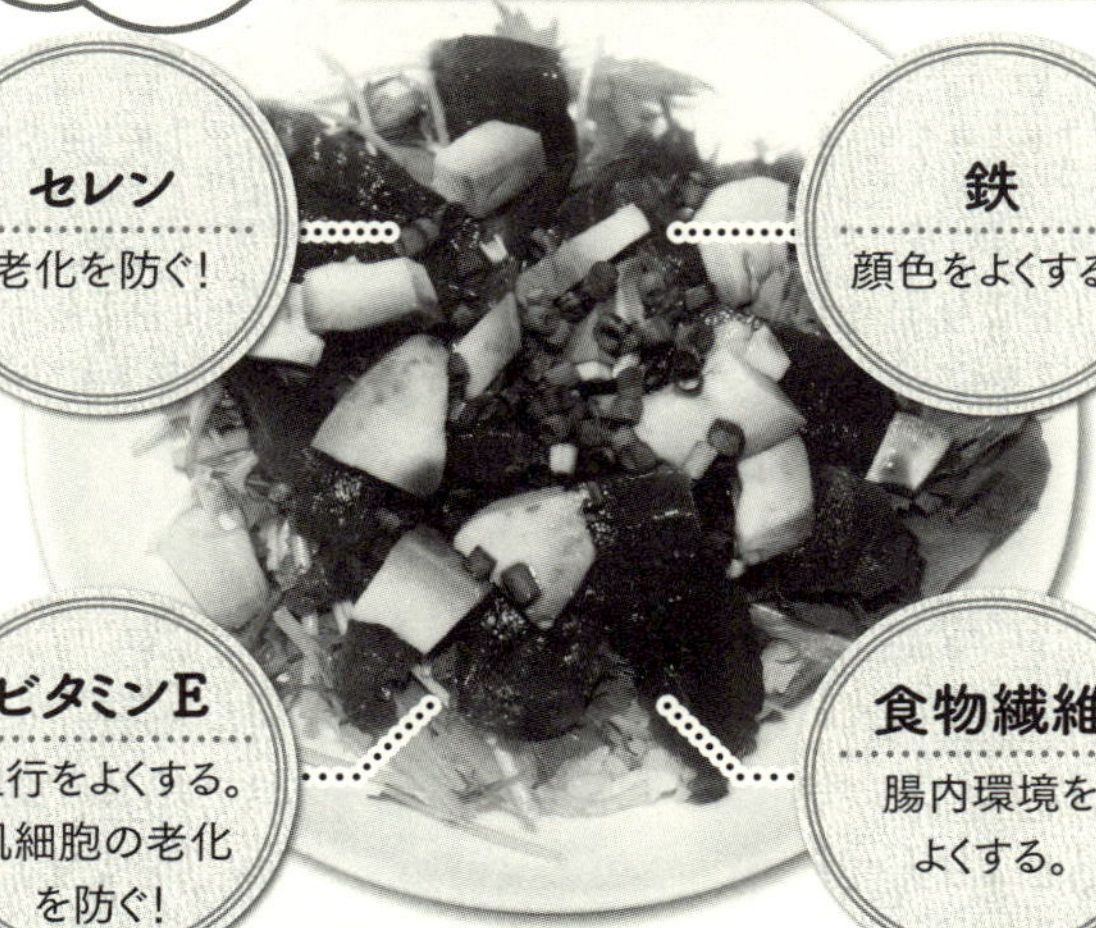
セレン
老化を防ぐ！
鉄
顔色をよくする。
ビタミンE
血行をよくする。肌細胞の老化を防ぐ！
食物繊維
腸内環境をよくする。

まぐろとアボカドのサラダ

### おすすめの食べ方

- 刺身用のまぐろとアボカドを角切り。しょうゆ味のドレッシングで和えるだけ。
- わさびしょうゆで和えるのもおすすめ！

腸内環境がよくなると新陳代謝に必要なビタミン類がドンドン合成されていくので、体が若返っていきます。

まぐろとアボカドのサラダは、刺身用のまぐろとアボカドを角切りにして、しょうゆ味のドレッシングで和えるだけの簡単料理。

2人前でまぐろ160グラム、アボカドは1個が目安です。

ノンオイルドレッシングは味の相性が悪いので、わさびしょうゆで和えるのもおすすめ。主菜になるほどボリュームがありますで、しっかり食べましょう。

アボカドのビタミンEは酸化しやすい性質があります。また、刺身用のマグロを使うので、**食べる直前につくる**ようにしましょう。

9

# 毛穴をキュッと引き締める「魔法のお吸い物」

肌の毛穴を引き締める——女性には、とても魅力的な料理があります。

それは、「ハマグリとみつばのお吸い物」です。

このメニューは、毛穴を引き締めるのに効果的な材料が組み合わさっています。

ハマグリとみつばで、**毛穴の引き締めに必要な栄養素がすべてまかなえる**のです。

さらに、肌にうるおいとハリを与え、低カロリー・低脂肪のダイエット料理にも最適。まさに、**肌と体の若返りにピッタリの料理**なのです。

30代前半ぐらいから毛穴が目立ちだし、第一印象に若さがなくなってきます。

なぜなら、肌にうるおいとハリを与えている3種類の成分がすべて減ってくるからです。この3つの成分が毛穴をシッカリと支えられなくなるので、毛穴が目立つようになるのです。

そこで「ハマグリ」の出番。ハマグリは、低カロリー・低脂肪でありながらタンパク質が豊富です。タンパク質は、肌細胞やハリ・うるおい成分の材料になります。しかもハマグリは、亜鉛が豊富。亜鉛はハリ・うるおい成分を生み出すのに必要です。亜鉛を多く含む食品は意外と少ないので、**貝類は貴重な亜鉛補給源**です。

しかも、うるおい成分をつくるには、同時にビタミンA、ビタミンCが必要になります。これをひとつの食材にたくさん含んでいるのが「みつば」です。

みつばは、ビタミンAのもとになるベータカロテンが豊富です。必要に応じてビタミンAになり、残りは老化を促す活性酸素をブロックしてくれます。さらに、みつばはビタミンCがたっぷりです。

「ハマグリとみつばのお吸い物」は、**食事の食べ始めに飲むとダイエット効果が高まります。**

お吸い物は低脂肪・低カロリー。食事の最初に水分をとると、食べすぎを防ぐことができます。しかも、胃に水分が流れ込んでくるので、**食欲を増進させるホルモンの分泌が抑えられる**のです。

ハマグリは春先が旬といわれていますが、**秋から冬にかけて味がよくなります。**

お吸い物は、ハマグリを砂出ししてよく洗い、鍋に入れます。2人前でハマグリ6個を水300CCで中火にかけます。ハマグリの口が開いたらアクをすくって、酒、しょうゆ、塩の順に加えて調理し、火を止めます。

みつばは、1袋に2つの栽培スポンジがついた状態で入っています。根をスポンジごと落とし、1つ分ずつねじって輪にします。

みつばは刻むとあまり量を食べることができませんが、ひと結びのように輪にしてしまうと、そのまま汁に乗せてたっぷり食べることができます。みつばは結んで乗せるだけで、見た目も高級料理に見えておすすめです。

ハマグリのない季節はアサリでも代用できます。アサリは2人分で80～100グラム程度たっぷりと使いましょう。ただ、味の相性の問題で、お吸い物でなく、お味噌汁として味わうのがいいと思います。

# 10 手の荒れも「高野豆腐の卵とじ」でなめらかに！

ガサガサの手をすべすべにする――それなら「高野豆腐の卵とじ」がおすすめ。それだけで、**手荒れを修復してしっとりした肌**になります。

手がガサガサに荒れてしまう原因は、**食器などを洗う洗剤**です。特に、女性の大半は、これに当てはまります。

あるいは、仕事上で汚れを強力に落とす洗剤を使っているケース。汚れを落とす強さが高い洗剤ほど、手の皮脂も落とし、肌を守るバリア機能を壊してしまうからです。

そこで肌をうるおわせ、なめらかな肌を取り戻すためにピッタリなのが「高野豆腐の卵とじ」です。この料理が**「指先がボロボロ」「肌がガサガサ」の状態から、きれいに修復**してくれます。

しかも新陳代謝を活発にさせて**全身を若返らせ、ダイエット効果まであるの**です。高野豆腐には大豆サポニンが豊富です。前にも触れたように、大豆サポニンは、老化を促す過酸化脂質が増えるのを抑えてくれます。

また、高野豆腐にはカルシウムがたっぷり。更年期以降になりやすい骨粗しょう症（骨がもろくなる病気）を防いで骨を若くしてくれる効果もあります。

さらに、高野豆腐には、きれいな肌の修復に必要な、新しい肌細胞とうるおい成分の材料になるタンパク質、新しい肌細胞とうるおい成分を育てる亜鉛も豊富です。卵にもタンパク質と亜鉛が含まれているので、**2つの食品のダブル効果**でタンパク質と亜鉛をしっかりとることができるのです。

しかも、卵にはビタミンAも含まれています。ビタミンAは荒れた肌を修復してツヤツヤした新しい肌をつくる働きを持っています。

卵に含まれるビタミンB群は、新陳代謝を活発にする働きがあります。荒れてしまった肌をすべすべの肌に素早く生まれ変わらせてくれます。
しかも、ビタミンB群のお陰で糖質や脂質の分解が進み、ダイエット効果も期待できるのです。うるおい成分をつくるために欠かせない女性ホルモンに必要なビタミン$B_6$も含まれています。

高野豆腐は、2人分で2分の1枚、卵は1個程度が目安。

高野豆腐は表示されている方法に従って戻して含め煮にします。鍋に煮汁が余っているので、そこに溶き卵を入れて完成です。彩りに絹さやを入れるといいですね。

高野豆腐は**レンジで数分で戻せて含め煮にできる商品**（商品名　みすず豆腐　ひとくちさん）、**卵とじ用の調味料とセットになっている商品**（商品名　みすず豆腐　玉子とじ用）があるので、これらを使うと便利です。

面倒であれば、持ち帰り総菜の高野豆腐を使いましょう。これを鍋に入れ、水、和風だしの素と砂糖、しょうゆを少々入れ、沸いたら溶き卵を入れてできあがりです。

# 5章

# 髪・見た目——「若さ」がよみがえる食の習慣

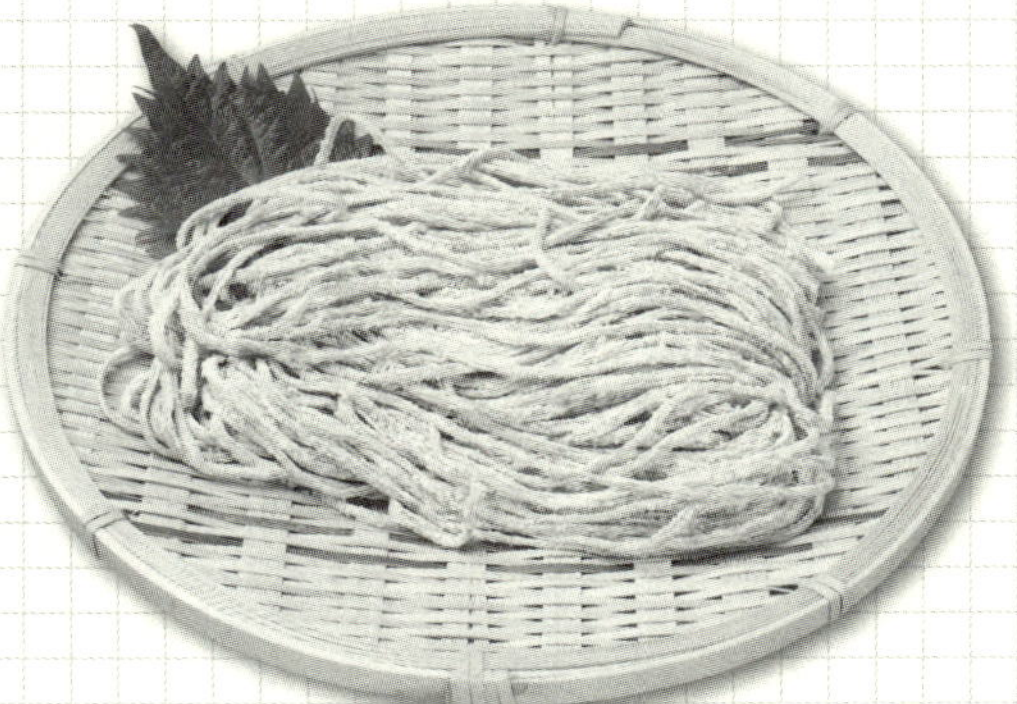

1

# 育毛効果抜群の「ホタテ＋小松菜」で薄毛ケア

中高年の抜け毛を防ぐ――そんな魅力的な料理があります。

「ホタテと小松菜のごま油炒め」です。

髪を若くして**抜け毛を少なくし、薄毛をボリュームアップさせる料理**です。しかも、低脂肪なのでダイエット効果もあります。

「髪を洗ったり、ブラッシングをするとたくさん髪が抜ける」という悩みは、年齢を問わずよく聞きます。

しかも、更年期をすぎると、頭頂部の薄毛が気になってきますよね。

そんな、髪にまつわる悩みを解決するのが「ホタテと小松菜のごま油炒め」です。

ホタテ貝柱を小松菜と一緒にごま油で炒めたお手軽料理です。

なぜこの料理がよいかというと、髪の材料となる動物性タンパク質と、髪を増やすために必要な栄養素が豊富だから。

髪のほとんどはタンパク質でできていますが、髪は活発な細胞分裂によって産まれます。髪のもとになる細胞（毛母細胞）の新陳代謝が活発にならなければ、髪をつくる力は強くならないのです。

髪を増やすためには、**亜鉛と鉄が必要**です。

ホタテは、その亜鉛をたくさん持っているのです。しかも低脂肪です。

小松菜には、鉄が豊富です。さらに小松菜にはビタミンAが多くて、髪がきれいに伸びていくのをサポートします。

炒め油のごま油に豊富なセサミノールは、抜け毛を予防する効果があります。さらにごま油には、ビタミンEもたっぷり。

**ビタミンEが毛根に栄養を届ける**役割を果たします。

この3つを1つの料理として食べることで、**一気に髪が若返る**のです。

分量は、2人前でホタテ貝柱2~4個、小松菜1束程度。これをごま油で炒めて塩で味をつけます。

ただ、ホタテ貝柱は高級品です。手頃なベビーホタテで代用してもOKです。

ベビーホタテはサイズが小さく、食べやすいので便利。

食べる量は1パック(1人4~6個以上)程度でよいでしょう。

この料理は**分量が少なくても効果を発揮する**すごい特徴があります。

食卓の副菜として活躍させてくださいね。

2

# 「牡蠣」の若返りパワーで、髪サラサラ！

40歳をすぎても髪サラサラ――それには、牡蠣を食べると効果的です。

**牡蠣には髪を若くする強力なパワー**があります。毛根の細胞分裂を活発にして新しい髪を育てる亜鉛が豊富だからです。

牡蠣をしっかり食べて、指がするっと通る手触りのよい髪を取り戻しましょう。

40歳頃から、髪をつくり出す細胞の新陳代謝が落ちるため、髪の質が悪くなります。ロングヘアやストレートヘアにすると、急にアラが目立ち始めるのです。

そのせいか、若い頃はロングヘアを好んでいたのに、40代になってから急にショートヘアに変わる人が多くなるようです。ショートヘアにして髪質の悪さを目立たなくするわけです。

髪をつくる細胞は、特に新陳代謝が活発な部分。この細胞の新陳代謝が落ちてくると、とたんに若くてきれいな髪が生えてこなくなります。見た目年齢が一気に上がってしまうのです。髪を短くしてごまかしたくなるのも無理はありません。

毛髪を生み出す部分は新陳代謝が特に活発ですが、ここも年齢と共に代謝の速度が落ちてしまいます。

ですから、亜鉛をしっかりとって、代謝をアップさせましょう。すると古い髪が抜け落ち、新しくきれいな髪と入れ替わります。

この入れ替わりこそが、「髪の若返り」なのです。

「亜鉛といえば牡蠣」——。

そういわれるほど、**牡蠣は亜鉛を豊富に含む食品の代表格**です。牡蠣ほど亜鉛を効率よく食べることができる食品はほかにありません。

もちろん、髪そのものの材料はタンパク質です。このタンパク質は、牡蠣にも十分含まれています。同時に、牡蠣には髪の色を黒くする銅も多く含まれているので、

# 牡蠣を食べれば食べるほど髪が若くなる

## 牡蠣の若返り成分

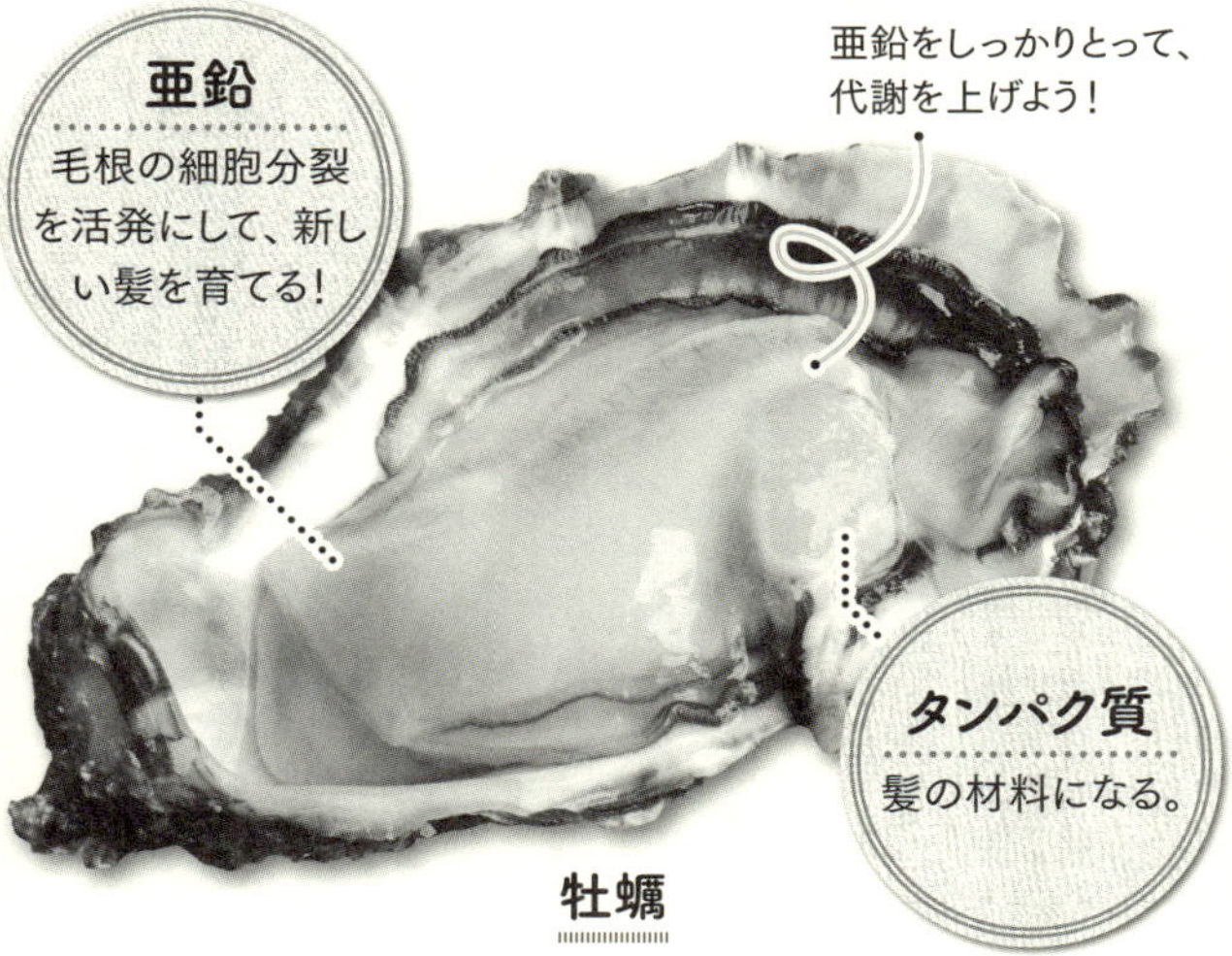

亜鉛
毛根の細胞分裂を活発にして、新しい髪を育てる!
亜鉛をしっかりとって、代謝を上げよう!
タンパク質
髪の材料になる。
牡蠣


## おすすめの食べ方

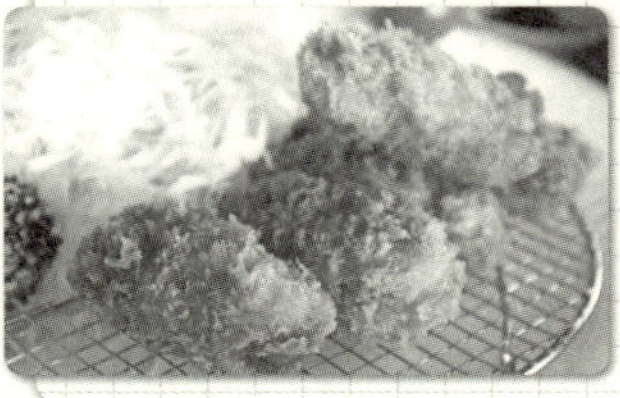

- 牡蠣フライにすると食べやすい。
- タルタルソースは控えめに、4～5個食べよう!

若くて黒々とした髪が生えてくるのです。

牡蠣は好き嫌いが激しい食材。「牡蠣フライ」にするとグッと食べやすくなります。牡蠣フライは外食や持ち帰り総菜で十分。一度に4〜5個ぐらい食べましょう。揚げ物はダイエットの大敵と思いがちですが、**適度な脂肪は髪や肌にツヤを与える**ので忌避する必要はありません。ただし、タルタルソースは少し控えめにつけるようにしましょう。

牡蠣のないシーズンは**海藻類で代用**できます。牡蠣ほど強力なパワーはありませんが、味噌汁や海藻サラダなどで、こまめに食べることでカバーできます。

味噌汁は食事の食べ始めに飲むと亜鉛の補給ができると同時に、味噌汁の水分によるダイエット効果が得られます。

サラダの場合も、食事の始めのほうに食べると、含まれる食物繊維の効果でダイエット効果があります。また、海藻類に含まれるミネラル類は腸内環境にもよい影響を与えます。腸内環境がよくなれば、若い髪をつくり出すために必要な栄養の吸収がよくなるので、積極的に食べましょう。

3

# 白髪染めに頼らず、髪を黒くする「魔法の料理」

白髪が気になり始めたら――印象をガラリと変える魅力的な料理があります。「鶏肉のカシューナッツ炒め」です。

白髪の悩みを一気に解決し、髪の若返りにピッタリなすごい料理です。

髪の色を決めるのはメラニン色素。髪の黒さはメラニン色素の量と関係します。ところが40歳をすぎると新陳代謝の衰えなどで、**髪のメラニン色素がつくれなくなるため、白髪になる**のです。

白髪には2パターンあります。

1つ目は、生え際。これは髪の毛が生え変わる際に、髪をつくる毛母細胞からメラニン色素をつくれなくなるために、白髪になるパターン。

もう1つは、髪の毛の途中から白くなること。これは髪が伸びる途中でメラニン色素が減少するために、白髪になるパターン。

この2つが起きるために、髪を染めていても白髪に悩むことが続いてしまいます。**肌には大敵のメラニン色素も、髪には大事な色**なのです。

鶏肉のカシューナッツ炒めは、鶏肉とカシューナッツを炒めただけの簡単料理。料理の主役はカシューナッツです。カシューナッツには**白髪対策にうってつけの栄養素が4つ**も含まれています。これだけ揃っている食材はほかにありません。

まず、カシューナッツには亜鉛が豊富に含まれています。亜鉛は髪をつくる毛母細胞の新陳代謝を高めるので、新しい黒髪をつくるのに欠かせない栄養素。

ビタミンB群の一種であるビオチンも多く含まれます。ビオチンは不足すると白髪になってしまう大事なビタミン。

同時に銅がしっかり含まれています。銅は髪に黒い色のメラニン色素をつくるのに欠かせません。銅があることで髪に黒さを保ちやすくなります。ですから、生え際の髪、伸びている髪の両方の黒色を維持するのに必要です。

加えてカシューナッツにはマグネシウムも豊富。マグネシウムはビタミンB群と協力して糖質、脂質、タンパク質の代謝に働きます。

材料の鶏肉は動物性タンパク質で、髪をつくる材料になります。鶏もも肉にはビタミンB群が含まれているので、カシューナッツと鶏肉を一緒に食べることで、**若くて黒いきれいな髪が生えてくる**のです。

鶏肉のカシューナッツ炒めは、2人前で、鶏もも肉2分の1枚（約140グラム）、カシューナッツ100グラム、長ネギ1本、ショウガが少々。それぞれを一口大にし、油で炒めて塩で味を調えます。

このメニューの重要なポイントはカシューナッツです。鶏肉の分量を増やしたり、ピーマンや唐辛子などを加えてアレンジしても構いませんが、カシューナッツだけは、必ず多めに食べるようにしましょう。

カシューナッツは単独でおつまみなどで食べても構いません。一緒に食べるおつまみ、もしくは食事で肉や魚、卵などの動物性タンパク質を一緒に食べておくのが白髪予防に効果的です。

4

## 納豆とオクラの「ネバネバ成分」で髪ツヤツヤ！

髪のパサつきが気になったら――「納豆のオクラ和え」が効果的です。

これを食べるだけで、**うるおいたっぷりの髪**になり、**印象が見違えるように若くなる**のです。

「納豆のオクラ和え」は、低カロリーであり、脂肪燃焼のダイエット効果もあります。

髪がパサついていると老けて見えますよね。

ヘアスタイルもきれいにまとまらないので、オバサンくさくなってしまいます。

ところが、うるおいたっぷりのツヤ髪であると、忙しい朝でもヘアスタイルがスッキリ決まります。しかも、顔にさわやかで上品な印象を与えるのです。**「髪の若返り」**は**「顔の若返り」**ともいえますね。

髪のツヤのもとは納豆やオクラのネバネバ成分。ネバネバ成分は、髪だけでなく肌にもうるおいを与える働きがあります。

このネバネバ成分は、**タンパク質の吸収を高めます**。髪はタンパク質が固く変形したものですから、髪の材料の吸収がアップする効果は見逃せません。

納豆とオクラの組み合わせが、特によい理由があります。その理由は、納豆には**髪の主成分であるタンパク質と皮脂の代謝をよくするビタミン$B_2$が豊富**だからです。ビタミン$B_2$によって皮脂の代謝がよくなると、髪にツヤが出て、頭皮はきれいな状態を保てます。同時に、ビタミン$B_2$は脂肪を燃焼させるダイエット効果もあわせ持っているのです。

納豆には**髪の栄養になるビオチン**も多く含まれています。ビオチンはビタミンB群の一種で、不足すると髪にツヤがなくなります。ビオチンは髪にうるおいと弾力を与える栄養素なのです。

オクラにはビタミンCが豊富。ビタミンCはストレスや老化に対抗する力を持つビタミンです。

ストレスは髪の老化を進めてしまいます。ストレスが血行不良を引き起こすため、髪に栄養が行き届かなくなるのです。そのため、髪のパサつき、抜け毛、切れ毛、白髪といった髪の老化が進んでしまいます。

納豆とオクラはともにネバネバ成分をたっぷり持っています。そこにオクラのビタミンCをプラスできるのは、**髪にうるおいを与えるのにベストマッチ**。

オクラは細かくたたくとネバネバがたくさん出てきます。ですから、オクラを小さく刻んで納豆に加え、しっかり混ぜて粘りを出しましょう。これにしょうゆで味をつけて食べるのがおすすめです。

5

# 髪のパサつきを抑え、しっとりさせる「野菜」とは？

傷んだ髪をきれいに修復する――それには、モロヘイヤを食べるのが一番。

モロヘイヤには、**髪の若返りに必要なビタミンがたっぷり含まれている**からです。

髪も年齢にともなって生えてくる毛に若さがなくなります。髪の老化が進むとパサつきも増えます。しっとりとした若い髪と入れ替えていく必要があるのです。

髪がパサつく原因は3つあります。

1、長年のブラッシングとドライヤーの熱によるダメージ。

2、パーマやヘアカラーによるダメージ。

3、年齢による老化。

本来、髪はタンパク質が固くてしっかりしたものに変化してできるもの。

しかし、3つの原因によって、**髪の表面を包んでいるキューティクル**がはがれやすくなります。

キューティクルとは髪の表面を包んで保護しているものです。

キューティクルがはがれると髪がパサつきます。しかも、長年のパーマやヘアカラーでキューティクルがはぎ取られて元に戻らなくなってしまうのです。

年齢とともに新しくキューティクルをつくる力も衰えてきます。キューティクルが傷むとパサつきが進行するのです。

そこでパサつきをしっとりさせ、**なめらかで輝くような髪を取り戻すうえで強力な味方**がモロヘイヤです。

モロヘイヤは、髪の若返りにとても重要なビタミンを豊富に持っています。それはビタミンAとビタミンEです。

ビタミンAは髪の健康を力強く助けます。今ある髪の修復はもちろん、キューテイクルがしっかりあるきれいな髪を生み出す働きを持っているのです。

ビタミンEは毛細血管の血行をよくするので、髪をつくるもとになる細胞に栄養を十分に与えます。しかも、ビタミンEは髪の老化を打ち消す効果も持っています。

モロヘイヤのぬるぬる成分は髪のツヤのもとになります。傷んだ髪にうるおいを与えます。

分量の目安は、2人前で1束です。4等分程度にカットし、ゆでます。

食べ方は、お浸しにすると、ぬるぬる成分が多くなり、食べやすくなるのでおすすめです。カラシしょうゆで味をつけて食べましょう。

モロヘイヤはもともと夏の野菜です。しかし近頃、真冬以外はスーパーに並んでいるので、ぜひ手に取ってみてくださいね。

# 6

# 「太らない食材・そば」は血圧を下げる力も抜群！

高血圧を正常に戻したい——それなら、そばを食べるのが効果的です。そば特有の栄養成分には、**ほてりと血圧を下げる効果がある**からです。ほてりや血圧が上がるのは、更年期障害の症状そのもの。この症状を防ぐ決め手がそばなのです。

そばにはビタミンＰ（ヘスペリジン）が豊富です。このビタミンＰには、ほてりを鎮める効果があります。

ビタミンＰは、柑橘系の果物にも多く含まれますが、そばのほうがおすすめ。

なぜなら、果物に比べて、**そばは圧倒的に太らない食材**だからです。ビタミンＰ

を補給するために同じ量の果物とそばを食べたとすると、果物を食べたほうが糖質の摂取量が断然多くなってしまうのです。

血圧は年齢とともに自然に上昇してしまいます。

しかも、更年期は体に脂肪がつきやすく、太りやすい時期。体重が増えると血圧の上昇を招くため、注意が必要です。更年期そのものでも血圧が上がりやすくなります。

ですから、極力体重の増加は抑え、血圧を下げる効果のある食品を食べる必要があるのです。

やはり、おすすめはそば。

ビタミンPには、ほてりだけでなく、血圧を下げる効果もあります。

しかも、同じ麺類であるうどんに比べてもそばは太りにくい食材。

また、そばに豊富な成分・ルチンにも、血圧を下げる効果があります。

ルチンは、そばの実の外側の殻に近い部分ほど多く含まれています。なので、白いそばより**色の濃いそばを選ぶことが重要。**

ルチンは水に溶けやすいので、ゆで汁に逃げてしまいやすい性質があります。ですから、**そば湯を飲むのがおすすめ**です。

ほてりがあるときに温かいそば湯を飲む気にはならないかもしれませんが、チャンスがあれば飲むようにしましょう。

かけそばでつゆを全部飲むと、塩分の取りすぎになります。塩分のとりすぎは、血圧を上げる原因になります。

できれば、**そばはざるで食べましょう**。

ビタミンPとルチンの両方がビタミンCの吸収を助けます。ビタミンCは若返りに欠かせない栄養素。一緒にビタミンCの多い果物（いちご、キウイ、オレンジなど）や野菜（ブロッコリー、かぼちゃ、ほうれん草、ミニトマトなど）を食べると効果的です。

食事相談を受ける際に、よく聞くのが、「更年期になってから急に○○（食材名）が食べたくなってきた」という、食の好みの変化。

そのなかで最も多いのが「そば」です。

# ほてりと血圧は「そば」で下げる

## そばの若返り成分

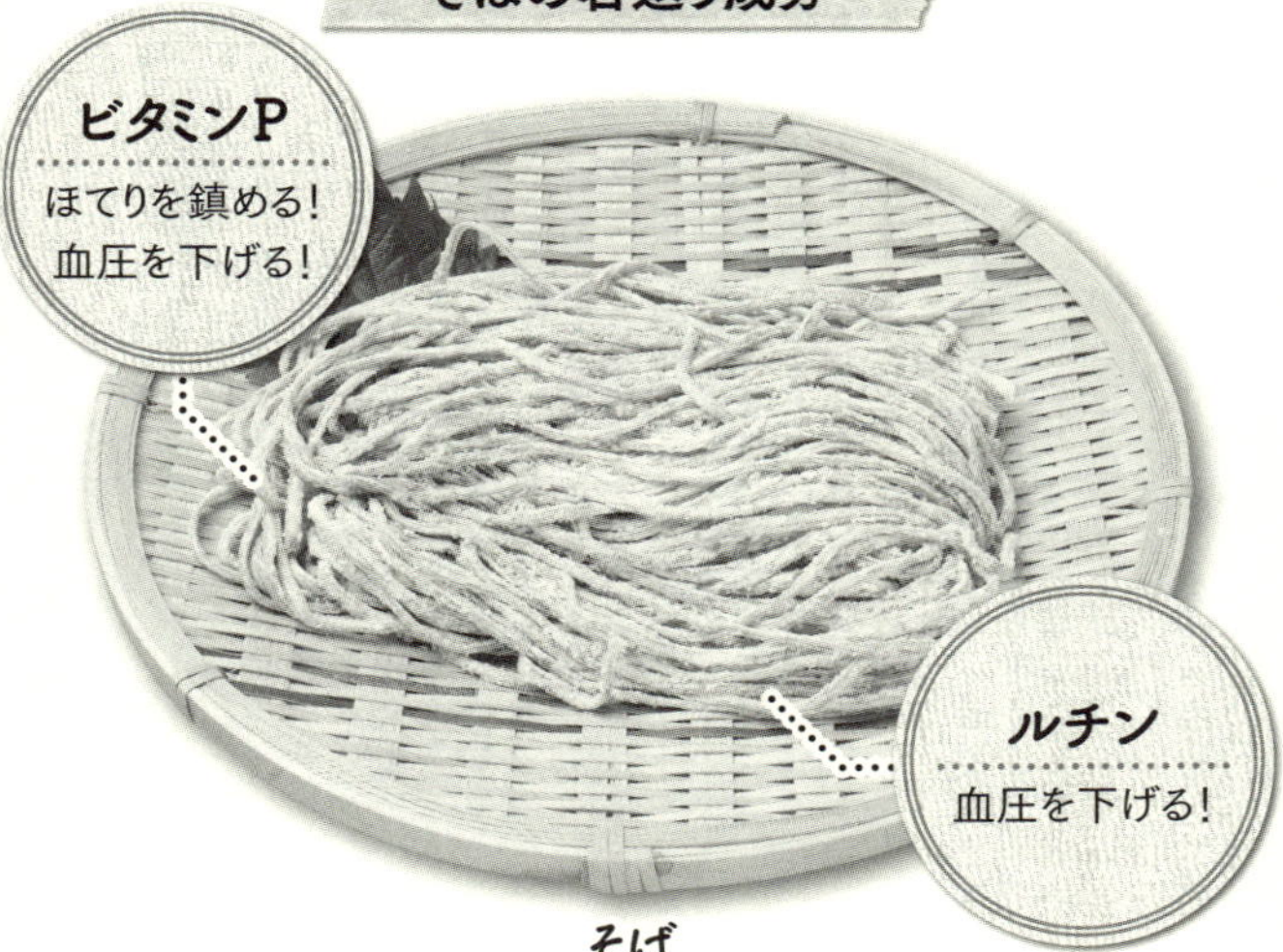
ビタミンP
ほてりを鎮める！
血圧を下げる！
ルチン
血圧を下げる！

**そば**

### おすすめの食べ方

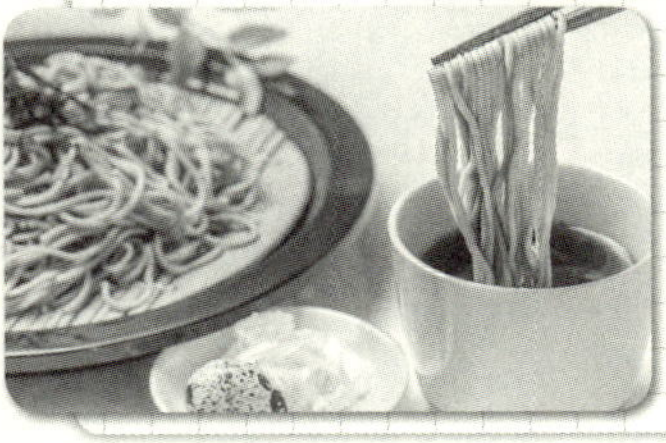

- おすすめは、ざるそば！
- ビタミンCの多い果物や野菜と一緒に食べよう！

「急にざるそばが好きになってしまった」「1日1回はざるそばを食べている」という話をよく聞きます。

ほてりがあるので、かけそばのように温かいそばではなく、冷たいそばがほしくなるという人が本当に多いのです。

これは、自然に体が欲してしまうのではないでしょうか。

そばばかり食べて栄養の偏りが気になる人もいるでしょう。

でも、**肉や魚のおかずと一緒に食べれば大丈夫**です。

そばは1日1回程度なら食べても構いません。

特に女性は、更年期のつらい症状とつきあううえで、役立つ食材の1つとして上手に活用していきましょう。

## 7

# 口臭予防には「緑茶」が意外に効く

口臭は自分ではなかなか気づかないもの——緑茶でセルフケアしましょう。

緑茶は、**口臭対策の決め手**といえるほど優秀な飲み物。消臭作用だけでなく、どこでも簡単に飲める便利さがいいですよね。

自分では気づかないけれど、周囲に気まずい思いをさせてしまうのが口臭。

口臭の原因とはなんでしょう？

胃の不調や虫歯、歯周病などいくつかの原因があります。**食べ物が原因の場合に、断然おすすめなのが緑茶**です。

たとえば、強い香りや刺激のある食材、料理によるニンニクやネギ臭、お酒を多く飲んだ後のアルコール臭などには、効果てきめんです。

食べ物からの口臭予防の第一歩は、よく噛んで口から唾液をしっかり出すこと。特に何でもない食べ物でも、ニオイが気になる原因の1つに、口の中の細菌の活動があるからです。唾液には殺菌作用があり、口の中をきれいに洗浄してくれます。といっても、ニンニクやお酒などは、唾液をしっかり出す程度では口臭を抑えることは無理です。そこで消臭効果のある食材を取り入れていくのです。

消臭効果のある食材には、レモンやパセリがあります。しかし、量をたくさん食べることができません。

牛乳も効果がありますが、外食先などで牛乳を飲むのは難しいですよね。口臭が気になるようなメニューとの相性もミスマッチ。

そこで、うってつけなのが緑茶なのです。

簡単、便利でどこでも飲めるうえに、効果は抜群。口臭予防に最適です。

もちろんペットボトル入りでも構いません。緑茶は最低でもコップ1杯（200

ＣＣ）～ペットボトル１本（５００ＣＣ）程度は飲みましょう。

一度に一気に飲む必要はなく、何度かに分けてこまめに飲めば効果を発揮します。

特にお酒を飲んだあとはのどが渇きやすいので、**緑茶を飲むとアルコール臭を防ぐのに役立ちます**。

これだけの量を飲む理由は、水分で口をゆすぐ意味合いもあります。口の中が乾燥してしまうと、口の中に存在している細菌が繁殖しやすくなり、口臭を引き起こしてしまうからです。

緑茶に多く含まれるポリフェノールの一種である**カテキンには強力な抗菌・殺菌作用や抗酸化作用**があります。カテキンは、口臭の原因となる物質を分解することで口臭を予防します。

また緑茶の色はクロロフィルです。ポリフェノールの一種である**クロロフィルにも、殺菌作用と消臭効果**が認められています。

焼肉やキムチなど、口臭が気になるような食材を食べるときは、緑茶を飲みながら食事をしたり、あるいは食後に多めの緑茶を飲んでおくといいでしょう。

口臭予防で広く知られているコーヒーやウーロン茶はどうでしょう。コーヒーは香ばしいフレーバーでイヤなニオイをカバーしてくれそうですね。でも、**コーヒーはおすすめできません**。

コーヒーの香りがニンニクやアルコールのニオイと混じってしまい、消臭効果はないから。**むしろ逆効果**になって相手に不快感を与えてしまう場合もあります。

ウーロン茶は、**緑茶に比べてカテキン量が少ない**のでお茶類なら断然、緑茶です。

ニオイのもとになるニンニクやお酒は胃にとっては刺激物。口臭が気になるほど飲みすぎや食べすぎのあとは、刺激物がたくさん入ってきているので、胃が疲れて弱っています。じつは、カテキンも胃にとって刺激物になることがあります。

ペットボトル入りの緑茶にはカテキンの量を多くしたものがあり、濃いめの緑茶にはカテキンが豊富。口臭のことを考えてたくさんカテキンをとると、逆に胃に刺激が強すぎて、胃の調子を悪くすることがあるのです。

胃の調子が悪いと口臭が強くなることがあるので、無理に高カテキンの緑茶を飲む必要はありません。普通の緑茶で十分、口臭を防ぐことができます。

## お口のニオイが気になったら「緑茶」！

### 緑茶の若返り成分

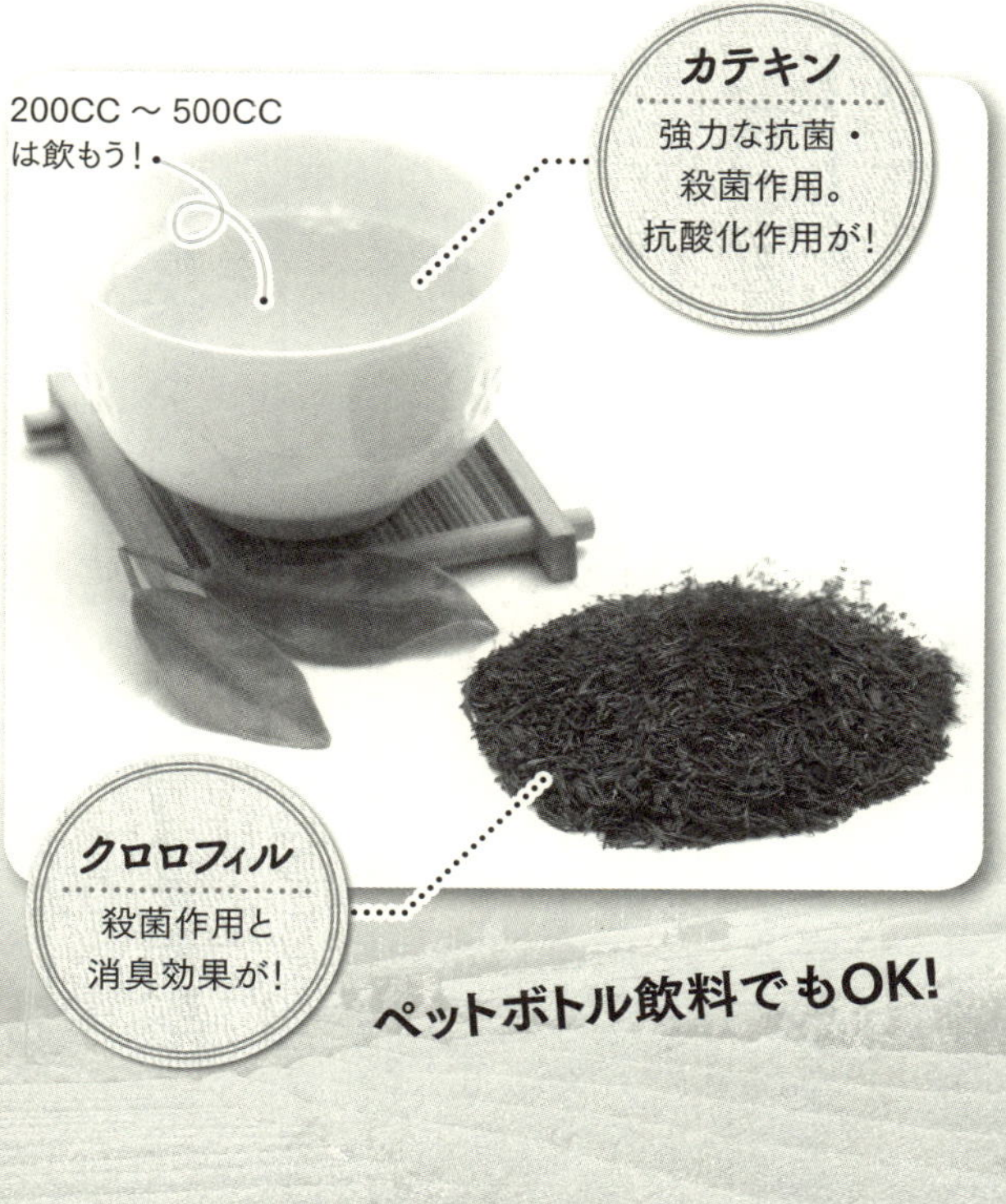
200CC ～ 500CC
は飲もう！
カテキン
強力な抗菌・
殺菌作用。
抗酸化作用が！
クロロフィル
殺菌作用と
消臭効果が！
ペットボトル飲料でもOK!

8

# 冷え性を改善する「簡単！　アサリ料理」

寒くもないのに手足が冷える──「アサリのショウガ炒め」がおすすめです。

なぜなら、**冷えの原因の血行不良を解決してくれる**からです。


どうして冷え性になってしまうのでしょう。

女性に多くみられる冷え性は、一般に発熱作用のある筋肉が少なく、熱を伝えにくい脂肪が多いからです。

脂肪といっても、女性らしい体のふくらみには必要なものもあります。ですから、一概に**体にある脂肪を敵視してはいけません**。

また、貧血があると冷えにはさらに弱くなります。ストレスや更年期なども体温調節がうまくいかずに手足の冷えが強くなります。

そこで「アサリのショウガ炒め」の出番。

これは、アサリを刻んだショウガで炒めただけの簡単料理です。これが**冷え性改善に強力なパワーを発揮する**のです。

アサリは「隠れ貧血（無自覚な鉄欠乏性貧血）」に必要な鉄が豊富。しかも吸収のよいヘム鉄がたっぷりです。

アサリをたっぷり食べるには、**殻つきよりも水煮缶を使うのがいい**ですね。

ショウガをたっぷり刻んで油で炒め、塩で味をつけて完成です。

ショウガの辛味成分には体を温め、冷えに効果的です。ナマのショウガに多いジンゲロールは逆に体を冷やしてしまいます。**ショウガは炒めて加熱して料理することが重要**です。

ジンゲロールを加熱してできるジンゲロンは脂肪を燃焼させる効果があるので、そのエネルギーで体が温まります。

同時にショウガオールも増えます。この2つの成分が、血流をよくして体を温めてくれるのです。

ショウガは、72ページの「ショウガオイル」としてつくったものを使うと効果的です。

分量の目安は、2人前で、アサリ水煮缶1個（固形量55グラム）に刻みショウガ1カケ（約20グラム）、斜め薄切りにした長ネギ2分の1本を炒め、中華風顆粒だしと塩で味をつければできあがりです。

ショウガオイルを使うときは、小さじ2~3杯に油を少し追加しましょう。

油を追加する場合は、エクストラヴァージンオリーブオイルを使うと貝のくさみが消えておいしさがアップします。

また、油には**全身の血行をよくするビタミンE**が豊富。油を使うことで、体の末端である手足にまで血液が行き渡り、冷えが軽くなってきます。

# 9 汗のニオイ対策は「もずく酢ショウガ」がおすすめ

更年期特有の汗のニオイを解消する――それなら「もずく酢ショウガ」です。

更年期は、とにかく汗をかきやすくなります。そこで気になるのが汗のニオイ。

ここで紹介する「もずく酢ショウガ」は、**女性ならではの汗の悩みをスッキリ解決**してくれます。

カロリーが低く、食物繊維が豊富なため、体重が増えやすい更年期のダイエットにもドンピシャです。

更年期の汗はベタベタしていて、ニオイの原因になるアンモニアが多くなります。

ニオイを抑えるためには、アンモニアを過剰につくらせないようにすることです。

そのためには、腸内環境を改善するのが効果的です。

腸内環境をよくするためには、食物繊維が豊富な「もずく」がピッタリ。

さらに肝臓で**アンモニアの代謝を助けるのがクエン酸**。クエン酸が豊富な食材の中で、もずくと相性がいいのが「酢」です。

食物繊維の豊富な「もずく」とクエン酸が豊富な「酢」を組み合わせたのが「もずく酢」です。

酢にたっぷり含まれているクエン酸は疲労回復に役立ちます。酢の物は**倦怠感が強い更年期の強い味方**になるのです。

更年期に汗をかきやすくなるのは、自律神経がつかさどる発汗や体温調節機能が乱れるためです。体を動かしていないのに汗をかいたり、大量の寝汗をかく特徴があります。

更年期特有のイライラや不安が原因で、ますます汗をかきやすくなります。

そこで、**逆に発汗作用のあるショウガを取り入れる**のです。すると**汗腺の機能が改善**して、サラッとした汗に変わってきます。

汗腺の機能がよくなると、多汗やニオイの予防になります。

更年期は料理をつくるのも面倒になります。そこで手軽なのが「カップ入りもずく酢」。

カップ入りもずく酢は、スーパーや一部のコンビニ（セブン‐イレブン）で販売されています。**三杯酢タイプがおすすめ**です。

これに、おろしショウガを小さじ3分の1～2分の1ほど加えるだけです。

食べるタイミングは夕食がおすすめ。大量の寝汗と寝汗が原因で体が冷えるという発汗と体温の乱れを抑える効果が期待できます。

クエン酸を十分に取り込むために、酢は全部しっかり飲むことが大切です。

## 10 気になる加齢臭は「ニンジンジュース」で防ぐ

40歳をすぎたら気になる加齢臭――じつは食事の工夫で加齢臭を防げます。

コツは2つ。


1つは、肉類やバターなど動物性脂肪の取りすぎを避けること。

もう1つは、ニンジンジュースを飲むことです。


加齢臭を防ぐには、**抗酸化作用のある成分を含む野菜や果物を食べる**のが効果的。

おすすめは、やはりニンジンジュースを飲むことです。

ここでは、**加齢臭を防ぐために必要な栄養成分をまるごと詰め込んだ**「特製ニンジンジュース」を紹介します。

1杯飲むだけで、日頃の野菜・果物不足を底上げする効果もあります。

特製ニンジンジュースが優秀なところは3つあります。

1、**強力な抗酸化作用があるベータカロテンとビタミンCが豊富。**

2、**ニオイの原因である疲労回復を促進するクエン酸がたっぷり入っていること。**
クエン酸はニオイ成分であるアンモニアの代謝を助ける働きも持っています。

3、**アンモニアをつくらせないように腸内環境を整えるオリゴ糖が含まれている。**

特製ニンジンジュースの材料は「**ニンジン＋オレンジジュース＋ハチミツ**」。

ミキサーに、果汁100％（濃縮還元）のオレンジジュースを300CC入れ、皮をむいて乱切りにしたニンジン1本（約160グラム）、水（50CC）、ハチミツを大さじ2～3杯入れてスイッチオン。

ミキサーは高速で30秒程度。ニンジンがジュースに混ざれば完成です。

ストローで飲むとざらつきが気になることがあるので、コップからそのまま飲みましょう。この分量でコップ2杯分ができますので、残った1杯は冷蔵庫に保存して翌日中に飲みましょう。

この材料の役割は、ニンジンはベータカロテンが飛び抜けて豊富。オレンジジュースにはビタミンCとクエン酸が多いことです。ハチミツにはオリゴ糖が含まれています。

**飲むタイミングは、朝がおすすめ**です。日中にかく汗の予防対策として飲んでみてください。

ただし、動物性脂肪の食べすぎに注意しないと効果は半減します。

ニオイ対策には時間がかかります。ぜひ、毎日の習慣として、気楽に続けてみてください。

## 食べれば食べるほど若くなる法　参考文献

『肉食女子の肌は、なぜきれいなのか？』
森谷宜朋　幻冬舎

『美肌美人栄養学』
蒲池桂子 監修　エクスナレッジ

『美肌になる栄養セラピー』
定真理子　山本博意　マイナビ

『最新版　からだに効く栄養成分バイブル』
中村丁次 監修　主婦と生活社

『栄養素図鑑と食べ方テク』
中村丁次 監修　朝日新聞出版

『だから、あなたは疲れている！』
梶本修身　永岡書店

『佐々木敏のデータ栄養学のすすめ』
佐々木敏　女子栄養大学出版部

『50代からの「老いない体」のつくり方』
満尾正　三笠書房

『世界一シンプルで科学的に証明された究極の食事』
津川友介　東洋経済新報社

『食欲の科学』
櫻井武　講談社

『気になる口臭・体臭・加齢臭』
五味常明　旬報社

『日本食品成分表2018 七訂』
医歯薬出版 編　医歯薬出版

本書は、本文庫のために書き下ろされたものです。

菊池真由子（きくち・まゆこ）
一九六六年大阪府生まれ。管理栄養士。健康運動指導士。NR・サプリメントアドバイザー。日本オンラインカウンセリング協会認定上級オンラインカウンセラー。大阪大学健康体育部（現・保健センター）、阪神タイガース、国立循環器病センター集団検診部（現・予防検診部）を経て、厚生労働省認定健康増進施設などで栄養アドバイザーを務める。ダイエットや生活習慣病の予防対策など、のべ1万人の栄養指導に携わる。その活動の集大成として刊行した、『食べても食べても太らない法』（三笠書房《知的生きかた文庫》）『図解 食べても食べても太らない法』（三笠書房）が共にベストセラーになる。本書は、待望のシリーズ最新作。

知的生きかた文庫

食《た》べれば食《た》べるほど若《わか》くなる法《ほう》

著者　菊池真由子《きくちまゆこ》
発行者　押鐘太陽
発行所　株式会社三笠書房
〒一〇二-〇〇七二　東京都千代田区飯田橋三-三-一
電話〇三-五二二六-五七三四〈営業部〉
〇三-五二二六-五七三一〈編集部〉
http://www.mikasashobo.co.jp
印刷　誠宏印刷
製本　若林製本工場

ISBN978-4-8379-8559-4 C0177

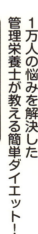

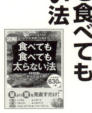